Why do stressed people stay young forever?

EVERGREEN

なぜストレスフルな人がいつまでも若いのか

慶應義塾大学
医学部名誉教授 伊藤 裕

まんが・イラスト
青木ぽんろ

ストレスを使いこなす！
6つの金のメソッド

Gakken

はじめに　あなたの「ストレス」へのイメージは？

みなさんは、「ストレス」について、どんなイメージをお持ちだろうか。みなさんのストレス常識度テストをしたいと思う。

次のうち、正しいと思うものに「○」、間違っていると思うものに「×」をしてほしい。

あなたの「ストレス」へのイメージは?

（　）ストレスは少ない方がよい
（　）ストレスが多いと病気になる
（　）人間関係はストレスになるので、なるべく避けた方がよい
（　）ストレス解消にはのんびりすることが一番よい
（　）ストレスを感じたら、なるべく動かないようにするのがよい
（　）ストレスがあると、モチベーションが下がってしまう
（　）無理をすることがストレスになる
（　）ストレスが多い人は早死にする
（　）健康のためには、ストレスをなくすことを一番に考えるべきだ

答えは全部「×」である。


あなたはいま、「ストレス」に苦しめられているだろうか？

理不尽な目に遭い、腹が立って、爆発しそうだろうか？

ゆううつで、重たい気持ちを抱えているだろうか？

不安や心配で落ち着かない気持ちだろうか？

行けるものなら、いますぐにストレスのない世界へ行きたいだろうか？

「ストレスは体に悪い」――いま、あなたはそう思っていないだろうか。

現代社会では、ストレスは「悪」として捉えられがちだ。

「仕事がストレスで……」

「人間関係がストレスで……」

「家庭がストレスで……」

「お金の問題がストレスで……」

ストレスという言葉が、まるで呪文のように、私たちの日常に蔓延している。でも、ちょっと待ってほしい。

私は長年にわたり、加齢のメカニズムと長寿遺伝子、110歳を超えて存命の「超・長寿者」(スーパーセンテナリアン)などの研究をしているが、健康長寿を満喫している人は、よく動き回り、多くの人と出会い、頭を悩ませ、「忙しそうに」している人が多い。大なり小なり、あれこれとストレスの多い、「ストレスフル」な日々を送っている。

なぜだろうか。

ストレスを受けた時、私たちの体はすぐさま反応し、対応する。それこそが、私たちの体を若返らせ、「変化」を促し、新たな挑戦への意欲を掻き立てる力になるのだ。ストレスは、私たちを「成長」させ、より豊かな人生を送るための原動力と言ってもいい。

本書では、ストレスの正体を解き明かし、誤解を解き、どうしてストレスが多い人がいつまでも若々しくいられるのか、そのメカニズムを説明する。そして、具体的にストレスとうまく生きる方法をお伝えする。

第1章で、初めて「ストレス」という言葉を医学の世界で使い、ノーベル賞を受賞したセリエ博士の研究を紹介しながら、ストレスの正体について説明する。**第2章**では、ストレスがなぜ悪者になってきたかを振り返る。**第3章**で、私たちがストレスとともに生きることが宿命となった進化の過程をたどる。**第4章**ではストレスが体のエネルギーを生み出す仕組みを解説する。**第5章**でストレスを活用し、モチベーションに変える方法をお伝えしたい。エネルギッシュな人というのは自然にこれをしていることが多い。今日から取り組める**「6つのメソッド」**もご紹介する。特に第3、4章で専門用語が出てくるので、少々「ストレスフル」かもしれないが、ぜひついてきてほしい。

本書には、青木ぼんろ氏の四コマまんがをちりばめた。私たちの日常は、大小のストレスに満ちている。モヤモヤ、イライラ、ムカムカ……、そんな毎日を過ごすことこそが、なによりのストレス耐性のトレーニングになる。あなたに似ている人もいるかもしれない。楽しみながら、ストレスフルライフを送ってほしい。

本書をいまストレスに悩むすべての人のために捧げる。

あなたの「ストレス」へのイメージは?

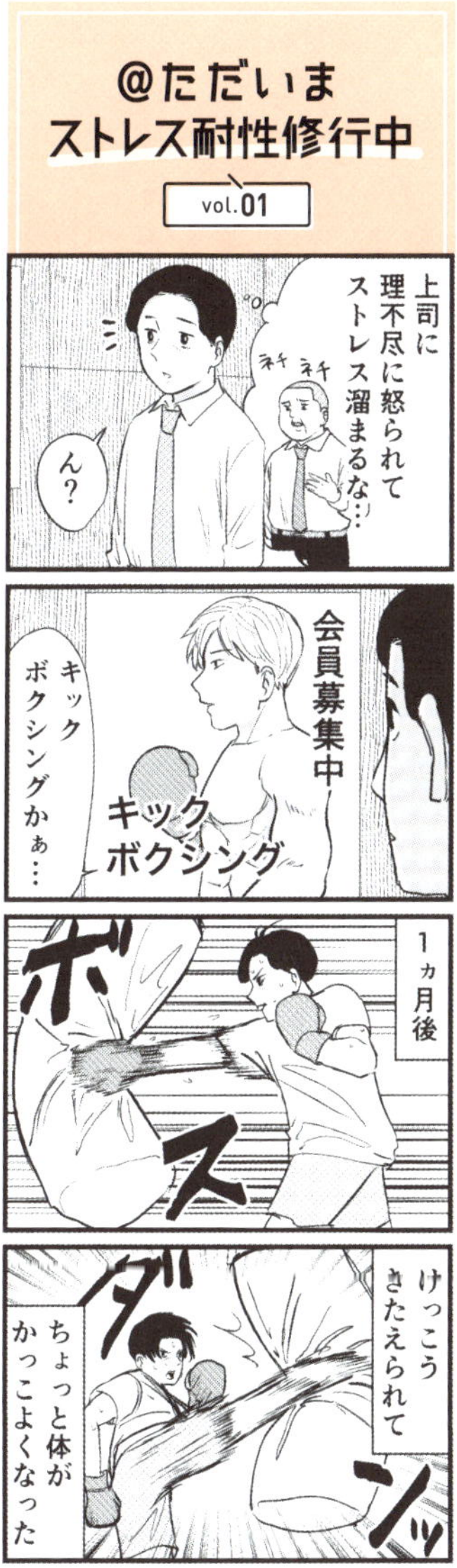
@ただいま
ストレス耐性修行中
vol.01
上司に理不尽に怒られてストレス溜まるな…
ネチ ネチ
ん?
会員募集中
キック ボクシング
キックボクシングかぁ…
1ヵ月後
ボ
ス
けっこうきたえられて
ちょっと体がかっこよくなった
ダ
ンッ

目次

第3章 ストレスの本質を探る――われわれの身体の奇跡のメカニズム……79

第4章 ストレスが、人体のエネルギー産出を促す……109

序章

ストレスを「燃料」にして、高いパフォーマンスを上げる人たち

あの日、撃たれたトランプ氏に起こったこと

本書執筆中に、あるとんでもない事件が起こった。それは、改めてストレスの「本質」を考えさせてくれるものでもあった。

この話から、書き起こしてみたいと思う。

2024年7月13日午後6時15分(日本時間14日午前7時15分)ごろ、米ペンシルベニア州バトラーで開かれた集会で、大統領選をめざすトランプ氏が演説中に銃撃を受けた。

このショッキングなニュースはたちまち世界中を駆け巡った。

バトラーというエリアは、白人労働者層が多い「ラストベルト(錆びついた工業地帯)」にあ

り、前回の大統領選以降トランプ氏への支持が非常に厚い土地柄だ。ペンシルベニア州は大統領選の激戦州で、トランプ氏は積極的に選挙活動を進めていた。

ニュース映像によると、集会中に銃撃音が数回鳴り響き、銃弾はトランプ氏の右耳をかすめ、トランプ氏は身をかがめた。周囲の支持者からは悲鳴が上がり、あたりは騒然となった。

トランプ氏がシークレットサービスに抱えられるように立ち上がり、退出しようとしたその時、彼はやおら振り返り、高々とこぶしを掲げたのだ。頬には血が流れていた。

もしも銃弾が数ミリでもずれていたら、命はなかったといわれる。**生死の境に直面するのは、生命にとって最大の危機**だ。これ以上のストレスはなかなかないだろう。

トランプ氏の体内を瞬時に駆け巡ったもの

彼の体内を想像してみよう。

「銃撃された」と感じた瞬間に、**アドレナリンやノルアドレナリンなど"ストレスホルモン"が大量に放出され**(これらのホルモンについては、後で詳しく述べる)、**これらの働きによって交感神経が大いに刺激される。**

トランプ氏は、その日、予定より1時間も遅れて登壇したそうだ。集まっているのは多くがトランプカラーの赤い服をまとい、星条旗を手にした熱狂的な支持者たちだ。いわば「ホームグラウンド」で、気がゆるんでいたとはいわないが、多少なりともリラックスした気持ちだったかもしれない。

それが、**いっぺんに目が覚めるような気持ち**になっただろう。

命をおびやかされる強烈な危機を感じ、**全身が戦闘状態**になった。

アドレナリン、ノルアドレナリンによって、**全身の神経が活性化され**、血圧が急上昇し、心臓は大きく脈打ち、血液と栄養分を迅速に力強く全身に供給する。呼吸が速くなり、酸素の供給も行われる。筋肉が収縮し、力が蓄えられ、瞳孔は大きく開いてしっかり見られるようになり、身体が緊張状態になる。

この作用によって注意力や集中力が高まり、迫りくる危険に対し慎重かつ素早く反応することができる。

非常な緊張状態になり極端に集中する時に、アスリートなどは、「**『時間が止まっている』**というように感じる」という。

おそらくこの時のトランプ氏も、まるで周囲の様子が、動画がコマ送りされるように、あるいはスローモーション映像のように見えたかもしれない。

自分の周りの環境から、通常同じ時間の中で取得する情報量をはるかに超える情報が鮮明に溢れんばかりに一気に入ってくることで、もっと長い時間が経っているのではないか、と脳が勘違いするからだ。

全力で戦うか、全力で逃げるか。

I'm ready!——一瞬でそんな状態になったはずだ。

強いストレスが「火事場の馬鹿力」を発揮させる

強力なストレスが続き、少し落ち着くと、続いてドーパミンとセロトニンという神経伝達物質が体内を刺激する。ドーパミンは、脳の報酬系に関与し、快感や達成感をもたらす役割を担う。一方、セロトニンは、気分と感情の調整に関与する。

立ち上がって真っ先にトランプ氏が見たものは、自分を求め、心配する聴衆の喧騒だった。「死ななかった……」「無事だった……」という**安堵感がこみ上げてきた**だろう。

それは耳の痛みを吹き飛ばし、震えるような強い達成感のようなものさえ感じさせたかもしれない。

自分を会場から連れ出そうとするシークレットサービスを制するように振り返り、こぶしを掲げ聴衆に無事をアピールしたトランプ氏は、快感さえおぼえていたのではないだろうか。

――I'm winning!!（私は勝つ、勝っている！）

保守系メディアの「ワシントン・エグザミナー」などのインタビューに応じ、事件当時を振り返ったトランプ氏は、一命を取り留めたのは、**「運か神」**のおかげだと話し、「私は死ぬはずだった。この場にいるはずはなかった」と振り返った。（※1）

トランプ氏が特別な「超人」なのだろうか。

確かに、彼はたぐいまれな個性と強さを持っているように見えるが、人が「生命の危機」にさらされた時、たとえどんな人であっても、このような奇跡にも思えるようなことが起こる可能性がある。

それは、私たち人間一人ひとりにもれなく備わっている**「生命維持機能」**といってもいい。

生命にとって、最大のミッションは生き延びることだ。身体の機能のそれぞれが、常にわれわれを生き続けさせようと連携して動いている。

その生き延びるためのパワー――生命力――が最大限に引き出されるのは、なんといっても個体が「**死にそうになった時**」や「**大きな危険にさらされた時**」である。

極限状態にあっては、しばしば人はすさまじい力を発揮する。それは全身の力を総動員するからだ。実際に、経験したことのある人もいるのではないか。

昔の人は「火事場の馬鹿力」といったものだが、こうした力は確かに存在する。

「余命宣告」を受けても
それ以上に長生きする人が多い理由

「生命の危機」は、トランプ氏のような事件の場合だけではない。病気やけがといったストレスの場合でも、身体は危険にさらされる。

感染や疾病などで体がむしばまれた時に、医師としては薬を処方したり、手術をしたりするが、私たちの身体には、本来さまざまな「防御力、免疫力」や「自己回復力、再生力」が備えられている。

これらの力は平時に発動することはほとんどないが、**危機になった時に発動**する。たとえば、骨折して回復した後で、骨が前より強くなるといったことはよく知られていると思う。感染症などの病気も2度目には初めて罹《かか》った時よりも症状が軽く済む、ということもよくある。

後述するが、私たちの身体は、病気になる——回復をする、というプロセスを経て、**元よりも強靭になる**ということがある。

医師にとって非常につらいことであるが、がんなど死に至る重い病状の患者さん本人や家族に対し、余命についての情報を告げる局面は多々ある。今後の治療やケアの方針などを相談するためである。

さまざまなデータ解析や所見によって慎重に判断し、告知するのだが、そのデータはあくまで、〝通常の〟人々のたどった事実に基づくものであり、中には、病を跳ね返し、予想余命を超えて生きる人は少なくない。

「世界のオザワ」と称され、世界的指揮者であった小澤征爾氏は２０２４年２月に亡くなったが、２０１０年に食道がんが分かり、食道の摘出手術を受け、肺炎や大動脈弁狭窄《きょうさく》症などさまざまな病気を患いながらも、生涯指揮棒を振り続けた。

音楽への執念に身体が呼応し、生命のエネルギーが呼び覚まされたのか。私たちの身体にはしばしば**「奇跡」**とも思えることが起こる。

「神」がいるとしたら、どこに？

日常的に、プレッシャーやストレスを感じながらも、結果を出し続けている人たちは多い。特にアスリートたちは、むしろ、強烈なストレスを「ジャンプ台」にして高い結果を出しているようにさえみえる。

2023年のWBC準決勝、日本対メキシコ戦での侍ジャパンが見せてくれたミラクルを記憶している方も多いだろう。

日本が1点を追う9回。無死一、二塁という好機に、村上宗隆選手がバッターボックスに立った。村上選手は、当時は不振に苦しんでおり、打順も4番から5番に下がっていた。しかし、村上選手はその状況から逆転のサヨナラ2点適時二塁打を放ち、劇的な勝利をもたらしたのだ。

さかのぼる2009年のWBCの韓国戦でも、イチロー選手が延長10回表、二死二、三塁のチャンスで、2点適時打を放ち、宿敵韓国を突き放し、優勝へと導いたことは、私の脳裏に鮮明に残っている。4時間の死闘の後、イチロー選手は**「神が降りてきました」**と語った。

大きな緊張にさらされながら結果を出すアスリートたち

アスリートたちの生活はストレスのかたまりだ。

常に記録やゲームの勝敗といった結果を求められ、試合や練習で多大なプレッシャーを感じ、怪我のリスクにもさらされる。

有名選手になればなるほど、スポンサーや取り巻く連盟などの組織、メディアやファンといった関係する人数も増え、責任も大きくのしかかってくるだろう。

彼らの多くは、肉体的・精神的な鍛錬を通して、パフォーマンスを最大限に引き出す努力を欠かさない。

フィギュアスケートは、氷上で3回転、4回転といった難度の高い技を成功させる。体操は、高い位置の鉄棒などをつかみながら、技を繰り出す。

ほんのわずかの狂いで着地を失敗したり、器具をつかみ損ねたりする。防具もない状態で、ケガのリスクもつきまとう。

特に個人技は、衆人環視で、たった一人で一定の時間パフォーマンスを続けなければならない。こうしたストレスやプレッシャーの中で、数々のメダルを受賞、個人として最年少で国民栄誉賞に輝いた羽生結弦選手や、2024年のパリ五輪で金メダルに輝いた体操の岡慎之助選手は、高い目標を掲げていたと語っている。

ストレスを避けよう、というのではなく、むしろ、外側からかかってくる力（＝ストレス）を、「目的意識」に変え、強烈に集中力を高めているのである。これが、常人を超えた努力をする力となり、世界最高峰のパフォーマンスを実現させているのではないだろうか。

忙しい起業家や経営者たちはストレスを燃料にしている

ビジネスの現場でも、起業家や経営者たちは、プレッシャーや責任の中で、さまざまなストレスを燃料とし、結果を出している。並外れたストレス耐性と独自のストレスマネジメント術を身につけているように見える。

先日、ある経営者の方とお会いした時、「順当にいけばこれくらいはいけそうだという業績の1・5倍を常に目標として掲げている」と話していた。

大きな目標を達成するためには、強い意志と努力、忍耐が必要であるが、彼らはあえて自分を追い込み、**ストレスを乗り越え、それを克服することをエンジンに変えている**のだ。

成功者たちは、無意識かもしれないが、ストレスによって引き起こされるホルモンによる体内の躍動をうまく活用しているといえる。

フェイスブック(Facebook、現Meta社)の元COOであり、『リーン・イン』の著者であるシェリル・サンドバーグ氏も、さまざまなプレッシャーや困難を乗り越え、成功した一人だ。

彼女は著書や講演で、職場での性差別を告白し、女性のリーダーシップの機会が限られていることなど、ジェンダーに基づく数々の偏見を乗り越えてきたことを明かしている。また、キャリアの成功を追求しながら、母親としての役割を果たすことについて、大きなストレス要因となったこと、突然夫を亡くしたことも、彼女の人生観に大きな影響を与え、悲しみや喪失感を乗り越える時間が必要だったと語っている。また、常に公の目にさらされ、批判やプレッシャーに直面し続けた。非常にストレスフルな状況だ。

そんな中で、常に彼女はストレスや苦労を乗り越えることの重要性を強調し、特に女性に対して自信を持つよう励ましている。


ストレスを力に変える。

これらの話は特別なことではない。

誰の身体にも、このような「生命力」が備わっていて、トリガーさえあれば発動するようになっている。

そう、ストレスこそトリガーなのだ。脅威ではなく「挑戦」として捉える**「視点の転換」によって、ストレスは誰にとっても、成長や成功へのジャンプ台になるのだ。**

※1 『私は死ぬはずだった』トランプ氏が銃撃時を振り返る　米メディア」(毎日新聞デジタル、2024年7月16日)

第1章

もしこの世界からストレスが消えたなら

――「ストレス」の正体を解き明かす

「ストレス」とは何か？

そもそも、「ストレス」とは何なのか。医学的にひもといてみたい。

医学の世界でストレスという言葉が使われるようになったのは、それほど古いことではない。１９３０年代から40年代にカナダ人の生理学者、ハンス・セリエ博士（１９０７－１９８２）が発表し広まった「ストレス学説」がきっかけだ。

ストレスは英語のstressで、「力」「強調」などの意味の言葉だ。英語の発音で強くアクセントをつける印を「ストレス記号」というが、あれである。

それまで学術的には、主に物理学の分野で用いられていた言葉で、たとえば、水平に置かれた板の中心に圧力をかけると、板がゆがむ。この**ゆがんだ部分のことをストレス（状態）と呼び、**

ゆがませた外的な刺激（圧力）のことを「ストレッサー」と呼ぶ。近年は「ストレス」「ストレッサー」の概念をひとくくりにして、「ストレス」と総称されることが多い。

セリエ博士は、外的な刺激、つまりストレッサーの影響で、体内に特定のホルモンが増え、さまざまな反応が起こることを突き止めた。当時の医学界では、病気の原因は病原体であると考えられていたので、外部刺激から病気が引き起こされるという説は、大きな変革をもたらした。

セリエ博士は、実験動物のラットを2つのグループに分けて、一方のグループに卵巣や胎盤の抽出液（エキス）を注入して、体内にどのような変化が起こるのかを調べた。そして、もう一方のグループには、外傷、高温、低温、拘束、過剰な運動負荷など、さまざまな刺激を与えてみた。すると、物質を注入したグループと、刺激を与えたグループとで、体内に同じような変化が起こったのである。

これらを観察し、セリエ博士は、ヒトの病気の発病初期によくみられる症状である、舌の荒れ、発熱、胃腸障害、身体の痛みなどは、原因はなんであれ、同じ仕組みで発症するのではないかと考えた。

セリエ博士は、多種多様な刺激によって実験動物に一定の変調が表れることを観察し、「生体に作用する外からの刺激に対して、身体に生じたひずみの総称」をストレス状態とし、その刺激を「ストレッサー」と定義した。

「外部刺激によっても、体の中で生じる病気を起こす原因(病因)と同じような反応が引き起こされる」という研究は当時、非常に注目された。のちにセリエ博士はノーベル賞を受賞する。

この説は非常に画期的ではあったが、「ストレスは病気を引き起こすものだ」という部分が衝撃的だったために、その部分が独り歩きしてしまった。

後にセリエ博士は自身の理論を修正し、「よいストレス」(ユーストレス、eustress)と「悪いストレス」(ディストレス、distress)という概念を導入した。

ストレスそのものが悪いわけではなく、**ストレスの種類やその対処方法が重要である**と強調した。また、ストレスにはよい面もあり、人間の成長や適応、創造性を引き出し、健康にプラスに働く面もあるとも主張した。

適切なストレスは健康や幸福感の向上に関与する可能性があるという考えもしばしば語り、**「ストレスは人生のスパイスである」**という言葉も残している。

ストレスは生きていく活力を生み出し、人生をイキイキと輝かせてくれる調味料のようなものだというのだ。

ストレスを受けると、体内で最初にうごめくのが、「ホルモン」

ここで、私の専門でありストレス反応を起こす立役者であるホルモンについて少し説明しておく。

われわれの体がストレスを受けたときに、私たちの体で最初にうごめく――反応するのは、体内に流れる「ホルモン」である。

ホルモンは、ギリシア語で「刺激する」「興奮させる」という意味がある言葉だ。ストレスとは非常に密接な関係がある。ホルモンを理解することが、ストレスの理解への近道だ。

ホルモンは血液とともに全身をめぐる小さな化学物質の粒で、脳下垂体や副腎などの内分泌腺という臓器で作られる。**ごく少量で、体や心に大きな影響を与える。とくに脳、神経に作用**

するものは、「神経伝達物質」と呼ばれる。

タンパク質を構成するアミノ酸から作られるものと、コレステロールから作られるものがあり、体内では常に100種類以上のホルモンが分泌され、身体や心に影響を与えている。

われわれがなんらかのストレスを受けると、たちまちホルモンが分泌され作用する。**ホルモンは血液に乗って全身を回り、標的器官に到着すると、標的器官にある標的細胞の受容体(レセプター)に「目覚めなさい」「血圧を上げなさい」などと指令を伝える。**

それが刺激となって標的器官が反応する。鍵と鍵穴がぴったり合わないと開かない扉のように、標的器官以外の器官は素通りすることで、指示が混乱しないようになっている。

大小さまざまなストレスを感じながら、体の中では毎日、休むことなくさまざまなホルモンが分泌され、指示が伝達され、臓器の働きを調節している。

このように**われわれの身体の内部は、かたときもとどまることなく、常に動き続けている。**

エネルギーが足りなくなれば食事をさせようとし、異常があれば感知し修復しようとしている。ホルモンが全身をぐるぐると巡り、情報を伝え、臓器同士をつなぎ、体にとって「最適な状態」を保とうとしているのだ。

3つのストレス反応から見えてくるもの

さて、セリエ博士が、「ストレスが健康の向上に関与する」とした点はどういうことなのか、詳しくみてみよう。

ラットに対し、極端な寒さ、暑さ、拘束といった強いストレスを与えた時、ラットの体内では、これらの刺激に適応しようとしてそれぞれの刺激に対して同じような反応が起こった。ストレスの種類に関係なく起こったのが、副腎皮質肥大、リンパ組織萎縮、胃・十二指腸潰瘍だった。セリエ博士は、これらを「警告反応」と命名した。

そして、その反応に続いて、①**「警告反応期」**、②**「抵抗期」**、③**「疲憊《ひはい》期」**という3段階の道筋をたどることを明らかにした。

以下のような段階である。

①警告反応期……ストレッサーに対し、まず、一時的にショック状態になる。血圧は低下し、血液は濃縮し、動悸、脱力が起こり、胃腸は荒れる。体が驚き、放心状態になる。

②抵抗期……持続するストレスに対して生体の防御機構が動きだし、ショックに対抗し、バランスを取り適応しようとする。

ストレスに対応するため、副腎からは、ストレスホルモンである「**コルチゾール**」が分泌される。コルチゾールには、糖質、タンパク質、脂質の代謝を亢進する働きがある。体内に溜められている糖質、グリコーゲンを分解して、ブドウ糖に変化させ、血糖を上昇させ体に供給してエネルギー源とする。体温は上がり、血圧も上昇する。副腎はそのため肥大する。コルチゾールは、外から入ってこようとする病原体をなんでも攻撃できる多核白血球を増やし、逆に、リンパ球を減少させ、過度な炎症が起こることを防ごうとする。そのためリンパ球を供給する胸腺は萎縮する。

自律神経も、交感神経が優位となり、腸の動きは止まり、消化力は落ち、胃腸を守る粘液の分泌が減って胃・十二指腸潰瘍（いわゆる〝ストレス潰瘍〟）が起こることもある。

その後、抵抗は第二段階に入り、安定的な防御システムに移っていく。萎縮したリンパ組織は回復し、再びリンパ球を産生するようになり、抵抗力が回復する。自律神経も副交感神経が優位となり、胃・十二指腸は再び粘液を分泌する。胃壁・十二指腸壁の細胞は保護され胃・十二指腸潰瘍は消失する。

③疲憊期……②の安定的な防御体制を維持するエネルギーが潰えてしまうと、潰瘍や免疫力の低下が起こり、病気が発症する。

セリエ博士は、ストレスを受けた時の、①と②の反応に、ストレスによって心身を強靭にしていく鍵があるのではないかとみたのだ。

ストレスによって、体が自身を「よい状態」にしようと前向きになる

身体がなんらかの変化を感じると、それに反応し、対応しようとする。

その反応は、ストレスへ抵抗しようとして起こっているもので、「元の状態に戻そう」――つまり、**「よくなろう」として起こっている**ものである。

刺激を感じると、体は大急ぎでエネルギーを出して、平常の状態に戻そうとする。それが、身体機能をパワーアップさせ、われわれの行動を促すのである。

小さい動物が天敵に出くわし、必死で逃げる様子を想像してほしい。恐怖や危険を感じると、行動力を高めるアドレナリンやノルアドレナリンが分泌され、血流をよくしようと心臓がドキドキと早打ち、血圧を上げ血管を収縮させる。そして、集中力や判断力が高まる。そうして全

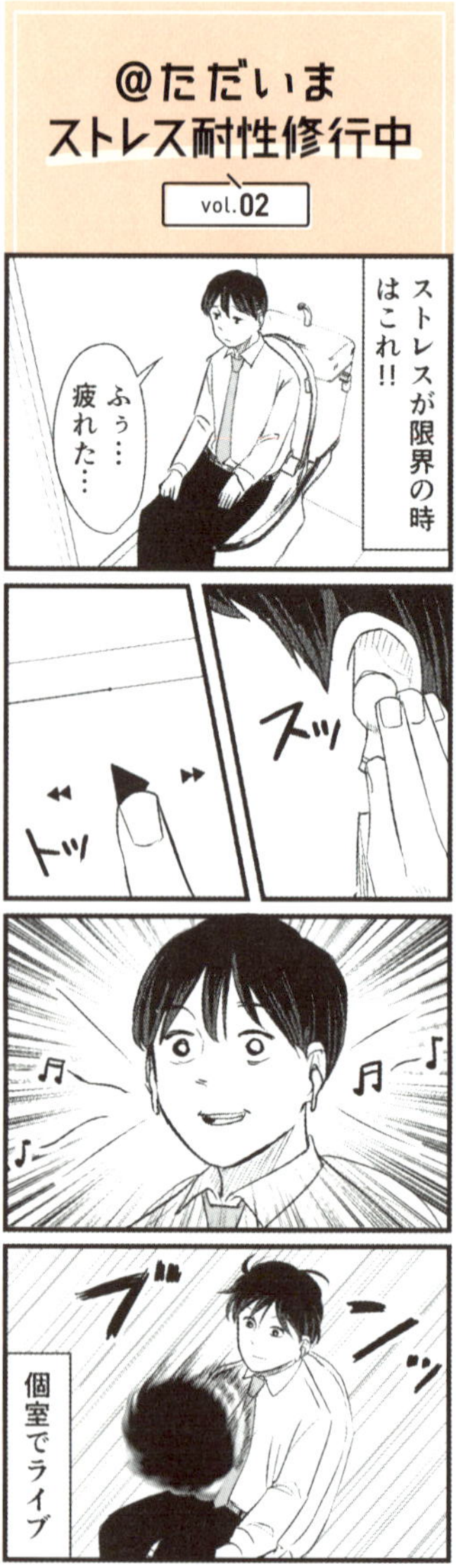

エネルギーが集中し、脱兎のごとくというが、信じられないスピードで逃げ去っていく。

われわれ人間も、危険を感じると、心臓が脈打ち、呼吸が速くなり、思ってもみなかった力――「火事場の馬鹿力」と呼ばれるようなとんでもない力が出ることがあるのだ。

ストレスで痛みを感じるのは、五感が研ぎ澄まされるから

読者のなかには、**「ストレス」を感じると、体のどこかが痛くなる**という人も多いと思う。よく聞くのが、仕事が立て込んでくると、肩こり、腰痛に悩まされるというものだ。休日になると楽になるので、ストレスのせいに違いないと思われるのだろう。

しかし、ストレス自体は痛みを持っているものではない。刺激によって、**全身の神経、感覚が敏感になっているため、痛みも感じやすくなる**のだ。入学試験の会場などで、他の受験生のわずかな動作、小さな物音が気になってしまった記憶はないだろうか。

ストレスという刺激によって、感覚が研ぎ澄まされ、もともとの腰痛や肩こり、頭痛も、より**痛みをくっきりと感じられるようになる**のである。

ストレスの「よしあし」を決めるのは自分自身

「悪いストレスを控えればいいのでは？」とおっしゃる方がいる。「善玉ストレス」「悪玉ストレス」なる言葉もある。しかし、ストレスによる反応は人によって異なる。ストレスによってよくない結果が出るかどうかは、刺激を受けた段階ではわからない。

たとえば、あなたが仕事で、あるプロジェクトを任され、非常に緊張と労力のかかる大きなことをしていたとしよう。やっとそれを終えたところで、まとまった休みが取れた。そこで、海外旅行でもしようと考えた。**仕事でストレスが溜まったので、海外で美しい景色を見てストレスを解消しよう**というわけだ。

しかし、海外へ行くのだって、非常にストレスフルなことだ。旅行の手配や準備、荷造り、狭い飛行機で長時間じっとしていること。現地に行けば飛び交う外国語、食事が合わないかもしれない、道に迷ったり、スリに遭ったりするかもしれない。

この場合、仕事のストレスは「悪玉」で、海外旅行のストレスは「善玉」なのだろうか？　そんなことはないだろう。温泉旅行でも、友人との再会でも、**やはり、何かをすれば、多かれ少なかれストレスがある**ものだ。

都会のストレスが嫌だからと静かな地方へ移住したはずが、相変わらず文句を言っている友人はいないだろうか。人間関係のストレスがいやだと静かな自然の中でキャンプをしたところで、虫に刺されるし、動物に襲われそうになるし、大自然は人間にとってはストレスのかたまりだ。

残念ながら、どこにいっても、何をしても、生きている限りストレスからは逃れられないのだ。**そのストレスがよいか悪いか、決めるのは、あなた**なのである。

「適度なストレス」かどうか決めるのも自分自身

「適度なストレスならばいい」という話も、まことしやかに言われるが、ストレスが適度であるのかどうか、強いのかそうではないのかは、きわめて個人差があり、それを決めるのもあなたである。

たとえば、あなたにとっては、見知らぬ人と話すのは大きなストレスかもしれないが、〝大阪のおばちゃんタイプ〟の人には何でもない。電車で隣り合わせただけの知らない人に「今日は暑いわあ、あら、お姉さんの首に巻いてる冷たい輪っか、涼しそう」などと、ほとんど瞬間的に話しかけている。

日ごろ運動をしていない人にとっては、5キロの距離を走り通すことは大きなストレスになるかもしれないが、日ごろから鍛えているマラソンランナーであれば、準備体操にもならないかもしれない。

「眠れない」と相談してくる患者さんも、よく聞いてみると案外寝ているものだし、「食欲がない」と悩んでいる患者さんも、おやつは結構食べていたりする。人間は自分で思っているよりたくましくできているものだ。まして、**自分で「これが適度」と感じるようなものは、ほとんどストレスとは呼べない**ようなことが多い。

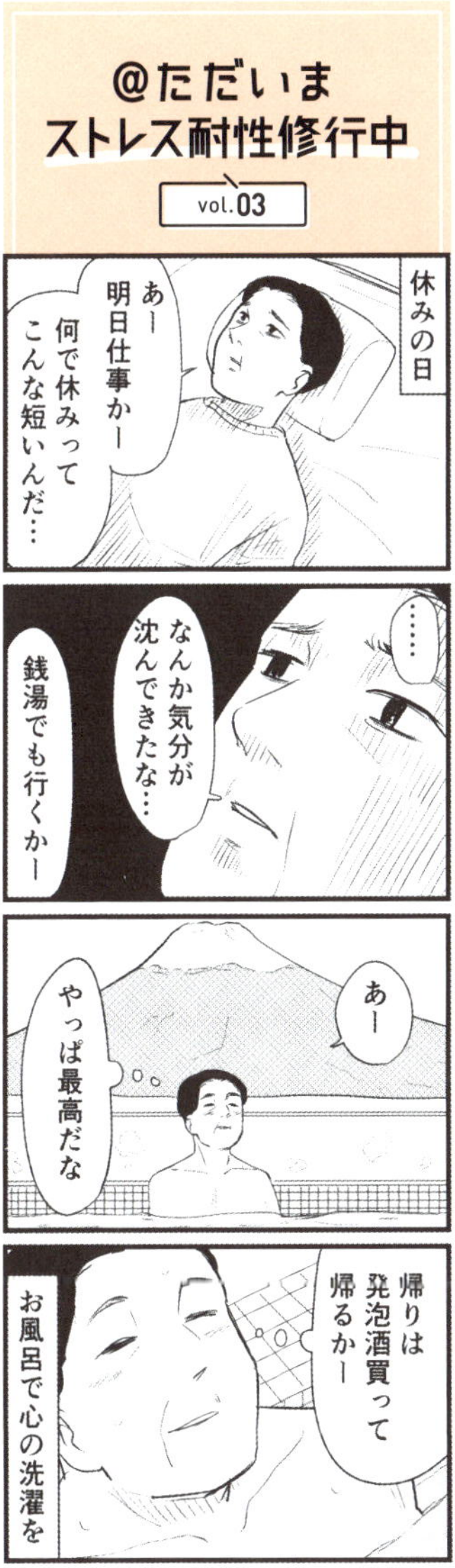
@ただいま
ストレス耐性修行中
vol.03
休みの日
あー
明日仕事かー
何で休みって
こんな短いんだ…
……
なんか気分が
沈んできたな…
銭湯でも行くかー
あー
やっぱ最高だな
帰りは
発泡酒買って
帰るかー
お風呂で心の洗濯を

ウルトラマンがフルスロットルで戦えるのは3分間

私たちの体はストレスを受けると、それに対応するために、感覚を鋭敏にし、臨戦態勢になり、持てる力を発揮しようと身体が活性化し、いわば**「フルスロットルな状態」**になる。「フルスロットルな状態」がずっと続けば、なんでもできる超人になれそうだ。しかし、身体が「フルスロットルな状態」＝高いパフォーマンスを出している状態では、日ごろは使わない**多くのエネルギーを必要とするため、負担もかかる。**大きな刺激が継続すると疲れてしまう。セリエ博士のいう、③の疲憊期になる(P40参照)。

往年の人気ヒーロー**「ウルトラマン」が、地球で戦えるのは3分間だけ**だった。制限時間が近づくと、胸のカラータイマーが点滅し始め、「がんばれ！」とハラハラしながら見守ったものだ。最強でいられるのは3分間。あれは、医学的に見ても実によくできた設定だったと思う。

人間の身体でいうと、ストレスによって、アドレナリン、ノルアドレナリンが分泌され、血管が収縮し血圧が高くなるが、ずっと血圧が高い状態が続くと、他の器官に悪影響が出てしまう。そこで、十分な血が流れると、今度は血管を弛緩させるようにセロトニンなどのホルモンが分泌され、血流が穏やかになるよう調整される。このように、**強いエネルギーを発揮した後には、心身は自然にリラックスできるようになっている。**

緩と急のリズムを作り出すホルモン

毎日鏡を見ていても、昨日も今日も同じ顔に見えるだろう。数日程度、絶食してもスマートにならないし、数日程度、筋トレしても筋肉はつかない。しかしその実、内部では、**日々新しい栄養を取り入れ、新陳代謝が起こり、細胞は入れ替わり、変化を繰り返している。**われわれの体のいとなみは、**「動的平衡」**なのである。

身体は、常に古いものが捨てられ、新しいものに置き変わり、リニューアルされていることで、若さが保たれる。そのためには、生活の緩急のリズム(ブランコの揺れ)が必要だ。**ストレスは、この生活リズムをつくる原動力**となっている。実際には、ストレスは、ホルモンの働きを調節することでその力を発揮しているのだ。

このリズムを理解するために、ここで少しホルモンの説明を加えよう。ホルモンは、私たち自身がつくる体の機能の調節物質だ。ある臓器で作られ、血液の中に放出され（分泌）、他の臓器でその作用を発揮する、血液の中を流れている粒だ。１００種類以上が知られており、血液１㎖の中に、10^8（１億）個から10^{17}（10京）個存在する。たとえるなら、スプーン一杯のホルモンを50メートルプールに溶かすだけでその作用を発揮することになる。

さまざまなホルモンには必ずその作用と反対の作用を持つ、対になるホルモンが存在する。そして、あるストレスを受けて、「ホルモンＡ」が分泌され、その作用が高まると、今度はその作用が高まりすぎないように、「ホルモンＡ」の作用を打ち消す「ホルモンＢ」が分泌される。あたかもシーソーのようにバランスを取るようにする。こうして、緩急のリズムが生まれ、生命の恒常性（ホメオスタシス）が保たれる。**ストレスこそが、ホルモンのリズムを生み出す**のだ。

子どものころ、ブランコに乗った時のことを思い出してほしい。誰かに背中を押してもらうと、ブランコを高くこぐことができる。落下のエネルギーでまたブランコが揺れる。その反動で高く上がる。このようにリズム感を持って身体は維持され、この**繰り返しで、身体は強靭になっていく。**

元気のよい小さな子どもや若いうちは、もっと早く、もっと高くと、ブランコは大きく揺れるが、老化とともに、だんだんブランコを押す力が小さく、揺れる回数が少なくなってくる。ブランコの揺れはどんどん小さくなり、やがて止まってしまう。

ストレスが少ない状態とは、ブランコを押し上げる力が弱い状態ということだ。ストレスは、私たちの身体を適切にいとなむために、背中を押してくれている、そんな存在なのだ。**最近ストレスが少ない、ストレスが減ってきたと感じたら、むしろ、老化のほうを心配すべき**なのである。

ブランコが揺れることによって、**若さを保ち、生命力を維持することができる**のだ。

もしこの世からストレスが消えたら

もしストレスがまったくなくなったら、私たちはどうなるのだろうか。

ストレスがない生活は現代人には憧れかもしれないが、ストレスがないということは、このブランコを押す力がなく、反応も起こらないということだ。

ストレスがない状態では、目標達成や困難を克服する経験が少なくなり、**達成感や充実感を得ることが難しくなる。**これらの感覚が不足すると目標への意欲を失い、やる気をなくしてしまう可能性がある。

やがて、**停滞感や退屈感**が生まれる。常に快適で刺激のない状況は、成長や学びを停滞させる要因となりえる。

脳への刺激が不足し、**脳の活性化を阻害する**可能性がある。脳は、常に新しい情報や課題にさらされることで、活性化し、成長する。ストレスがないと、脳の老化にもつながる。

ストレスは人を動かし、筋肉や骨を鍛え、心肺機能を向上させる。ストレスがない状態によって、身体機能が不活発化し、新陳代謝が減っていき、**身体機能の低下**につながる。

身体に変化や刺激を与えるストレスは、生きる上で必要不可欠な力なのだ。これが少なくなり弱まっていくことは、ひいては老いや弱化に直結する。

なぜストレスフルな人がいつまでも若いのか

「あの人はあんなにストレスフルな生活を送っているのに、いつも元気だ」「なにかに挑戦している人がなぜか若い」ということは身近にあるだろう。

逆に、仕事を辞めて悠々自適になった途端に、「あれ、ふけたな」と感じることもあるのではないだろうか。

ストレス状態にあることと若々しさには相関関係があるのだ。

ストレスという刺激を受けると、全身にエネルギーがあふれ、フルスロットルの状態になる。免疫力が高まり、病気から身を守る力が増す。全身がリズム感を持って振動し、新陳代謝が促進され、若返りが促される。豊かな感覚も得られる。もしストレスがなければ、細胞や生体は衰えていくばかりだ。

目標を達成した時、がんばってよかったと思うと同時に、自分が強くなったと感じることがあるだろう。実際に身体は強くなっている。ストレスフルな時、**本人はへとへとに疲れているかもしれないが、体内は活気づいてイキイキとしている。**

ストレスは、新しいことに挑戦したり、目標を達成したりしようとする意欲を高め、成長を促す。私たちの身体を鍛え、心身を強くする上で重要な役割を果たす。ストレスを悪者とせず、積極的に受け入れることで、私たちはより強くなっていき、健康で、幸福な人生を送ることができるのだ。

本章のまとめ

- ストレスは、外部からの刺激（ストレッサー）によって生じる心身の反応のこと。身体はストレスに対して、エネルギーを作り出し、変化に対応しようとする働きをする。

- ストレスは、身体にさまざまな影響を与える。免疫力を高めたり、集中力を高めたりする。

- ストレスを恐れるのではなく、変化を促す力として受け入れることで、より豊かな人生を送ることができる。

- ストレスによって新陳代謝が促進され、細胞が活性化し、若々しさを保つことができる。

Column

「易経」とホルモンの関係

中国の儒教の四書五経のなかで最も古い書として、「易経《えききょう》」がある。易経というと、占いのイメージが強いが、人生や世界観まで網羅した一大哲学だ。私はこの存在を知って、医学と易経の概念はとても近いものがあると感じている。

人生は、順調な時ばかりではなく、よい時もあれば、どん底のような苦しみを味わう時もある。「時」は「陰と陽」の働きによって絶えず変化している。そして、「時」の変化には、「変易」「不易」「易簡」という三つの法則がある、というのが「易経」の基本的な考え方だ。

これを身体と重ね合わせてみると、たとえばストレスを受けた時は、体内でストレスに対抗しようとする強いホルモンが力を発揮することによって、一時的には体内のさまざまな機能が高まる。これは易経でいうところの「陽」の力だ。しかしずっと「陽」の力だけでは、身体が疲れてしまい、もたない。

「陽」のホルモンが多く出てきたことがシグナルになって、「陰」のホルモン——勢いを抑えるホルモンの分泌が増える。やがてゆるやかに収めてくれる。反対に「陰」の力が強くなりすぎると、「陽」の力がそれを戻そうとする。

三つの法則のひとつである「変易」は、「変化」という意味で、この世のすべての物事、人も物も自然も、一瞬たりとも同じ時はなく、常に変化し続けているということだ。「不易」は、すべての物事は変化するものの、その変化の仕方には一定の「不変の法則」——リズムのようなものがあるということ。そして「易簡」は、こうした法則はとてもシンプルである、ということだ。

おもしろいことに、身体にもこのことが当てはまる。陰陽のパターンで、波を持って動き、一定の動的平衡を保っている。「緩急」ということが非常に大事ということだ。

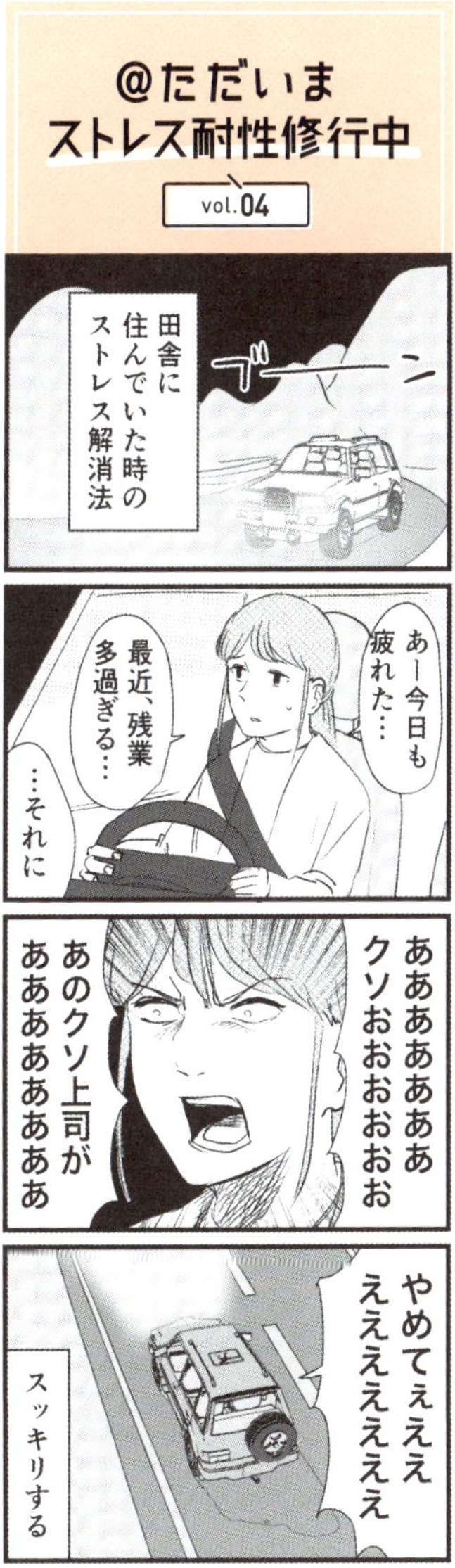
@ただいま
ストレス耐性修行中
vol.04
ブーーン
田舎に住んでいた時のストレス解消法
あー今日も疲れた…
最近、残業多過ぎる…
…それに
ああああああクソおおおおお
あのクソ上司があああああああ
やめてぇええええええええええ
スッキリする

第2章

いつからストレスがこんなに「悪者」になったのか

働く人の8割以上がストレスを感じている

現代では、もはや、「ストレス」という言葉を聞かない日はない。いつからストレスはこんなに悪者扱いされるようになったのか。その背景には、社会的な風潮の変化がある。ストレスの問題の理解のために、少し敷衍《ふえん》して考えてみたい。

あなたは、いまストレスを感じているだろうか。

この本を手に取るくらいだから、現在いろいろなストレスに悩んでいるかもしれない。

あなただけではない。厚生労働省の「労働安全衛生調査」(図1)によると、仕事や職業生活に関することで強い不安、悩み、ストレスを感じている労働者の割合は、2年続けて8割を超えた。

２０２３年の調査では「仕事や職業生活に関する強い不安、悩み、ストレスを感じる」とした労働者のうち、その内容では「仕事の失敗、責任の発生等」（39・7％）が最も多く、次いで「仕事の量」（39・4％）、「対人関係（セクハラ・パワハラを含む）」（29・6％）となっている。

たくさんの仕事をこなさなければいけない、失敗や責任について悩む、この仕事は自分がやるべきことなのかと悩む……。だれもが思い当たるふしがあると思う。

チューリッヒ生命保険株式会社（本社：東京都）が全国1千人のビジネスパーソンを対象にした調査（２０２４年）（図2）で、「さまざまなストレスにより精神面の不調や不安を感じること

図1 仕事や職業生活に関する強い不安、悩み、ストレスを感じる労働者の割合

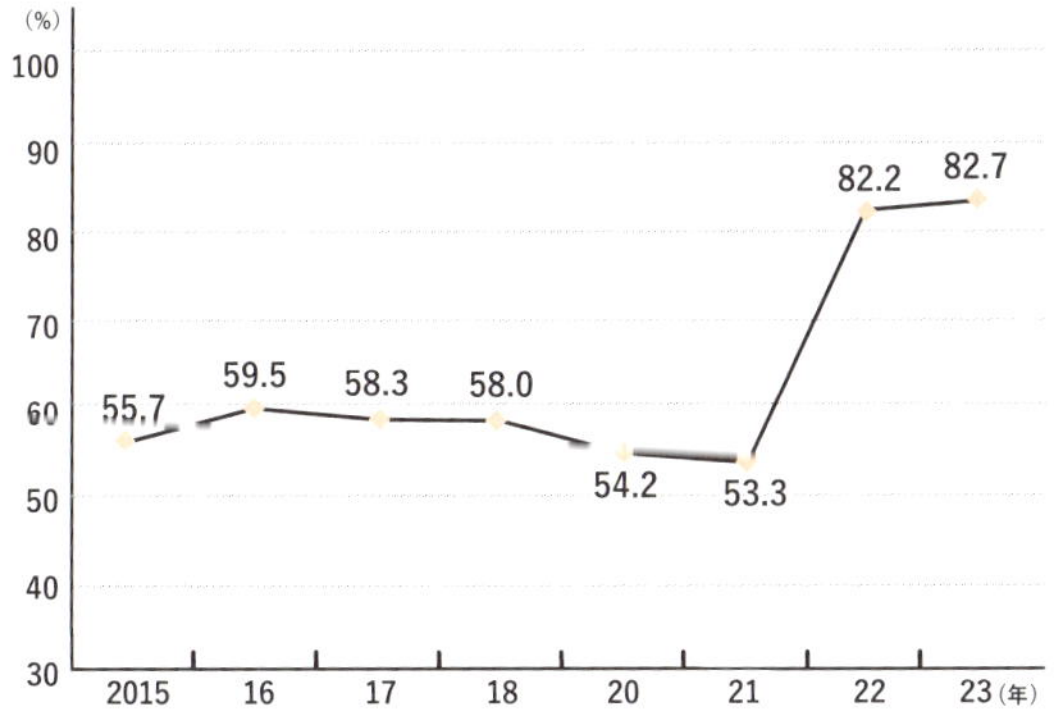

資料出所：厚生労働省「労働安全衛生調査（実態調査）」をもとに作成

（注）常用労働者10人以上を雇用する民営事業所で雇用されている常用労働者及び受け入れた派遣労働者を対象。年により設問形式や諸条件に相違があり、厚労省では単純な比較はできないとしている。

がありますか」と尋ねたところ、「とても感じている」（15・9％）と「やや感じている」（30・2％）が合わせて46・1％、「まったく感じていない」（10・3％）、「あまり感じていない」（13・8％）が合わせて24・1％だった。

半数近い人がストレスによって精神面の不調や不安を感じているという結果だった。

同調査で、普段、仕事上で最もストレスを感じる要因について聞いたところ、最も多かったのは「給与・賞与（金銭面）」（21・7％）だった。次に多かったのは「仕事の内容」（17・8％）で、「上司・部下以外の社内の人間関係」（15・4％）、「上司との関係」（13・6％）と続いた。

労働者の大半がストレスフルな状況にあり、

図2 さまざまなストレスにより精神面の不調や不安を感じることがありますか
（単数回答）n=1000

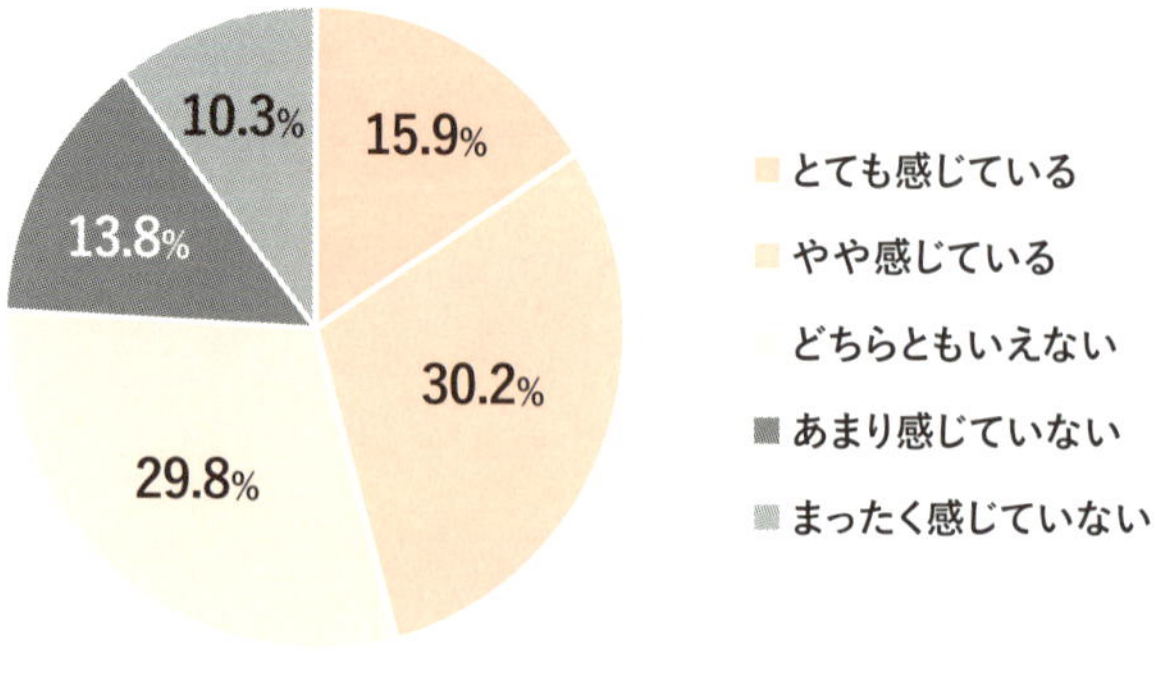

資料出所：「ビジネスパーソンが抱えるストレスに関する調査（2024年）」（チューリッヒ生命保険株式会社）

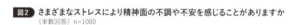

メンタル面で不安を抱えながら働いている。これは日本経済においては深刻な事態である。

政府も手をこまねいているわけにもいかず、2015年に従業員50人以上の事業所などでは職場の「ストレスチェック制度」を義務化した(50人未満のところでは努力義務)。また、企業には労働時間の把握、メンタルヘルス不調などの健康リスクの高い労働者を見逃さないための面接指導などのさまざまな措置が求められるようになっている。国を挙げて「ストレス撲滅」に取り組んでいる。**もはやストレスは国民病**の感がある。

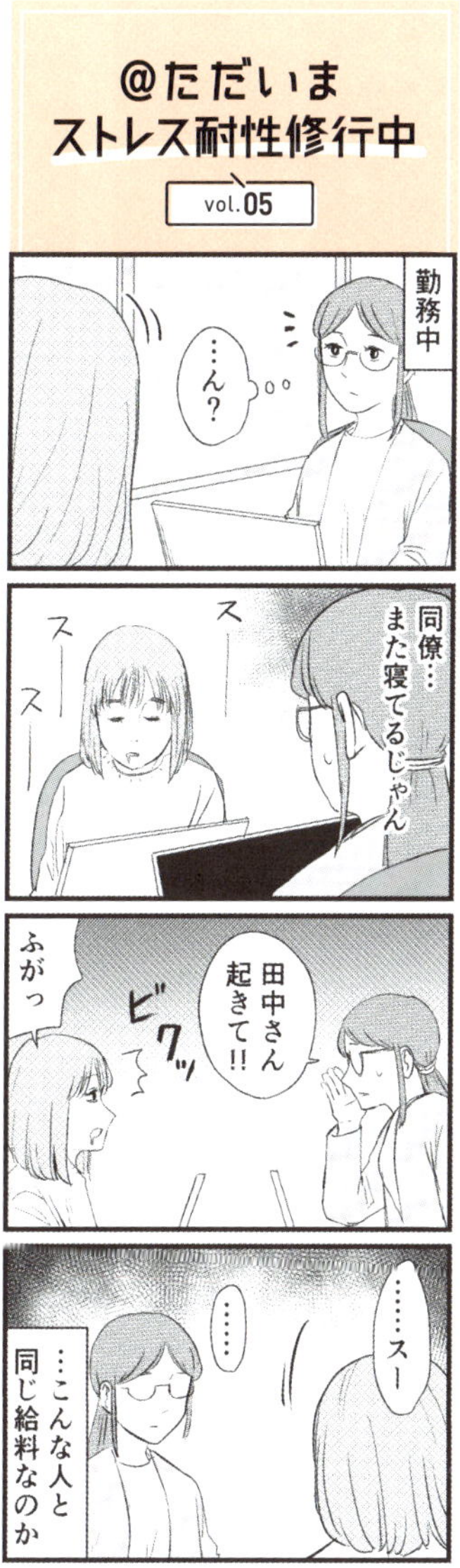
@ただいま
ストレス耐性修行中
vol.05
勤務中
…ん?
同僚…また寝てるじゃん
スー
スー
スー
田中さん起きて!!
ビクッ
ふがっ
……スー
……
…こんな人と同じ給料なのか

1950年代に「ストレス」が流行語に

日本で「ストレス」という言葉が使われるようになったのは、1950年代とみられる。1957年に、前出のハンス・セリエ博士が来日したことによりストレスが注目され、「ストレス」がこの年の流行語に選ばれた。これが、ストレスというものが国内で知られるきっかけになったようだ。50年代は、戦後社会が急激に変化していたころで、それまで知られていなかった「ノイローゼ」や「ヒステリー」といった精神医学系の言葉が相次いで流行語になった。

とはいえ、日常的な会話でストレスという言葉が使われることは少なく、特にストレスから来る心の問題に関しては、**「悩み」**や**「気苦労」**という表現が主流だった。

現在のようにストレスが社会に幅広く浸透し、日常的に会話の中でも使われるようになったのは80年代のバブル期だと思われる。戦後の高度経済成長期を経て、景気がよくなり、人々は仕事にレジャーにと忙しくなった。「24時間働けますか」をキャッチフレーズにした栄養ドリンクが売れた。〝イケイケ〟な時代は人を疲れさせ、ストレスに光が当たった。

85年にはストレス問題を研究する「日本ストレス学会」が発足した。海外でも広まっていたのか、83年には雑誌「TIME」の表紙で「STRESS!」(ストレス)という文字を大きく載せ、ストレスについて特集した。日本では、89年には森高千里さんの「ザ・ストレス」という歌がヒットした。

90年代になり、バブル崩壊のあたりから、日本経済の低迷と同調するように、労働の現場を中心に、ストレスを悪いものとして認識する考えがより広まっていった。パワハラ、セクハラといった職場のハラスメントが注目され、非正規雇用の労働者の増加が社会問題になるなど、働く環境も大きく変化した。重苦しい世相と呼応するように、**「ストレス社会」**という言葉とともに、ストレスが浸透した。

2008年にはリーマン・ショックが発生。2010年代には「新型うつ」が話題になった。経済的な不安も高まり、多くの人々がストレスをよりメンタルヘルスにかかわる問題として認識するようになった。メディアではしばしば、ストレスが健康に悪影響を与えるものとして扱われるようになった。**ストレスは避けるべきものとしてのイメージが固まった。**

健康に関することは、「糖質はだめ」「プロテインがいい」といったわかりやすくシンプルな「ワン・ワード」として広がる傾向がある。ストレスも同様に、ひとことで複雑な問題をわかりやすく表現する力がある。その結果、**「ストレス＝悪いこと」**という単純な図式ができ上がってしまっているように思う。

「ストレスには休養」が広がることで運動不足に

ストレスに対する社会的な認識が歪んでいる原因の一つには、「ストレス自体を病気のように捉える」という誤解がある。この誤解が進むと、ストレスの本質を見誤り、正しい対処法を見つけることが難しくなる。

私が懸念するのは、ストレスをすべて悪いものと捉えることで、生活の中で生じる自然な負荷やプレッシャーまでも避けようとしてしまうことだ。休養を重んじるばかりに運動不足になったり、挑戦や成長を避けようとする気持ちになったりしがちだ。

「ストレス解消」が、スポーツやレジャー、旅行ならまだいいだろう。私が最も懸念するのは、「ストレスを感じたらとにかく休む」「ストレスがある時はよく寝る」「無理をしない」ということを信じている人が多く、**動かない方へ動かない方へ、と進んでしまう**ことだ。

人の身体にとって、動かないことのデメリットははかりしれない。現代社会では死に至る病の大半が生活習慣病から生じている。便利で快適な暮らしによって、人々が動かなくなったことが、過去の人類の歴史にはなかった新しい疾患を生み出している。動くのをやめると、てきめんに体のあちこちに不調が表れるのは覚えがあるだろう。運動不足によって心臓はじめ各種臓器、血管、骨や筋肉の機能が低下する。これを**「廃用症候群」**という。デスクワークが多くなっている現代に、ストレスへの恐怖が動かないことを助長してしまうことは非常に心配だ。

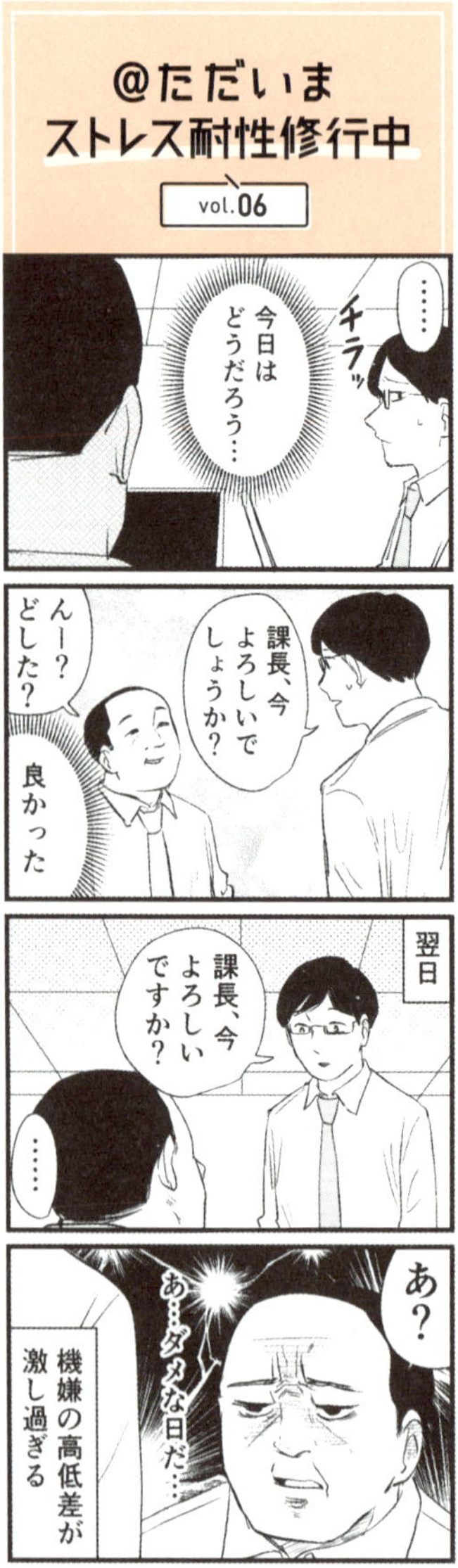
@ただいま
ストレス耐性修行中
vol.06
……
チラッ
今日はどうだろう…
課長、今よろしいでしょうか?
んー? どした?
良かった
翌日
課長、今よろしいですか?
……
あ?
あ…ダメな日だ…
機嫌の高低差が激し過ぎる

ストレスを誤解することで、さまざまな問題を見逃す恐れ

ストレスを不健康の原因と考えることは、本当の問題から目をそらすことにもつながる。たとえば、体調不良をストレスのせいだと思い込むことで、「仕事を休めば治る」と、根本的な原因があり、すぐに治療が必要な病気を見逃してしまったり、自身の健康管理がおろそかになったりする恐れもある。

ストレスを変に誤解することで、つらい気持ちばかりがつのり、人に相談しても、「気を楽に持ったら?」などと言われて、余計に落ち込んでしまう。その落ち込みが状況を悪くする方向に働く、という悪循環に陥っている人もいる。

ストレスを誤解することによって以下のような問題が考えられる。

病気の早期発見、治療を遅らせてしまう

体調不良の原因がストレスだと思って適切な医療機関への受診を怠ってしまい、実際に、**病気の早期発見を遅らせてしまう**ケースは少なくない。深刻な病気が隠れているのに発見や治療が遅れ、症状が悪化する恐れがある。

自己管理能力が低下する

体調不良をすべてストレスのせいにすることによって、自身の健康管理に対する責任感が薄れる。「休息」を口実に、生活習慣の改善や健康的な食事、運動などの努力を怠ることも見受けられる。**自分の健康状態に対しても無関心**になり、いわばセルフネグレクトのような状態になってしまうこともある。

精神的に悪影響が生じる

ストレスをなにか得体の知れないものと考えることで、不安や焦燥感が増幅し、精神的な負担が大きくなりがちだ。やがては、**自己肯定感が低下**し、自信を失ってしまう可能性がある。

ストレスの原因を特定するのは難しい。そのままの状態が続き、不安や焦燥感が増幅することで、うつ病などの精神疾患を発症してしまうリスクが高まる。

周囲との関係が悪化する

ストレスは「外部刺激」なので、自分以外のせいにする**「他責」**のような気持ちになりやすい。周囲の人々に対して不信感を抱き、コミュニケーションが円滑に取れなくなることもある。やがて、周囲との関係もうまくいかなくなり、周囲からの協力を得ることが難しくなる。

本質的な問題解決が遅れる

体調不良の原因をストレスに限定することで、問題の本質を見抜けないため、根本的な解決策を見つけることができず、いつまでも状況が解決できなかったり、同じ問題を繰り返したりする可能性がある。

このように、なんでもストレスのせいにし、ストレスさえなくなれば……と考えることで、さまざまな別の問題が生じる懸念があるのだ。

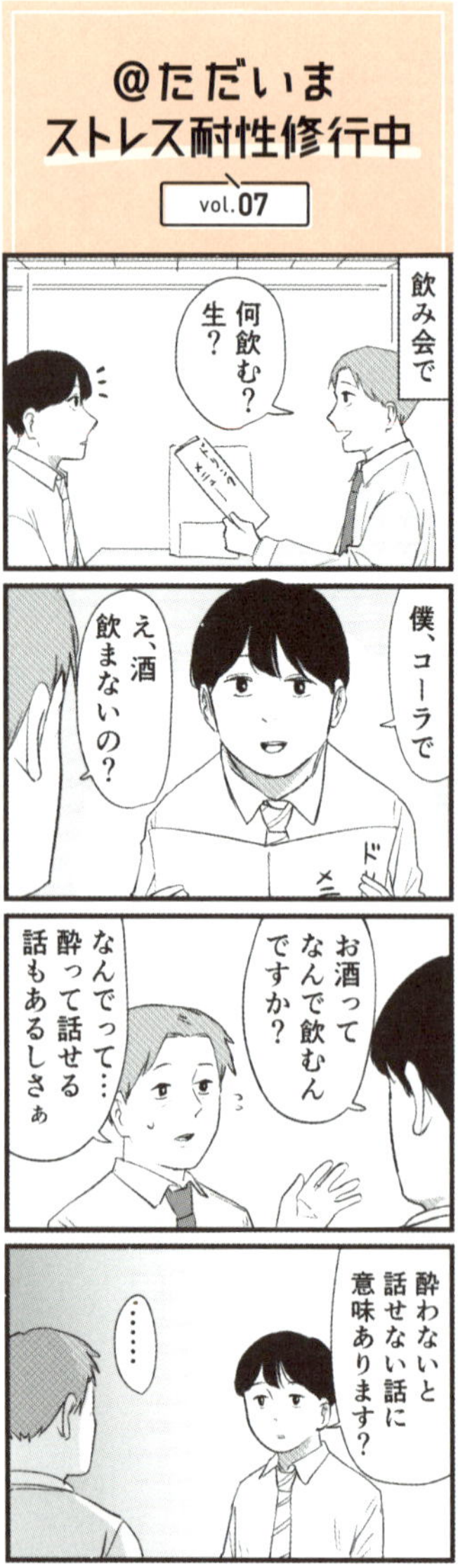
@ただいま
ストレス耐性修行中
vol.07
飲み会で
何飲む？生？
僕、コーラで
え、酒飲まないの？
お酒ってなんで飲むんですか？
なんでって…酔って話せる話もあるしさぁ
酔わないと話せない話に意味あります？
……

「ストレスを感じている」人が、病気になる？

米国で、約3万人の成人の動向を追跡調査した興味深い研究がある。(※2)

1998年に、「過去1年間にどの程度のストレスを感じたか」「ストレスは健康に悪いと考えているか」とインタビューしたデータを、8年後の2006年までの全国死亡率データとつき合わせて分析したものだ。これによると、**「ストレスが健康に悪い」と考えていた人たちは、他のグループに比べて死亡リスクが高かった**のだ。

一方で、高いストレスを感じていたものの、**ストレスを「健康の一部や成長の機会」とポジティブに考えている人たちには、死亡リスクの増加は見られなかった**という。

この結果から、**ストレスそのものよりも、ストレスを「悪いもの」と捉えることが、健康に**

悪影響を与えてしまう可能性がみてとれる。

ストレスを心配することが、逆にストレスになり、病気を引き起こし寿命を縮めているかもしれないというのでは笑えない。注意しすぎることで、かえって悪影響があるかもしれない。

ストレスを過度に恐れてしまうと、受け入れられるストレスの量が少なくなるのではないだろうか。逆に、ストレスをあまり怖がらないで、むしろ「ウェルカム！（ようこそ！）」という態度をとっていたら、それなりに大きなストレスでも受け入れられる耐性ができると思う。このことが「ストレス耐性」といわれるものの正体かもしれない。

ストレスをやみくもに避けようとするのではなく、ストレスがパフォーマンスを向上させたり、適応力を高めたりするという、ポジティブな面に目を向けることが大切だといえよう。

※2 "Does the perception that stress affects health matter? The association with health and mortality." . Health Psychology 31 (5): 677–684.
(Keller, Abiola; Litzelman, Kristin; Wisk, Lauren E.;Maddox, Torsheika;Cheng,Erika Rose; Creswell,Paul D.; Witt, Whitney P.)(2012).

本章のまとめ

ストレスは1990年代以降、
経済の低迷とともに悪者として扱われるようになった。

ストレスには休養が必要と思い込んで、
運動不足になってしまう恐れがある。

ストレスを病気のように誤解することで、
本当の病気の早期発見や治療が遅れる。

ストレスを心配しすぎることで、
かえって健康に悪影響が生じる可能性がある。

第3章

ストレスの本質を探る

――われわれの身体の奇跡のメカニズム

ストレスによってわれわれの体が維持され、日々強化されている

これまでみてきたように、ストレスは決して「万病のもと」——健康に悪い「何か」ではなく、われわれの身体を動かしてくれる「刺激」であり、その反応にすぎない。人間は本来なまけもので、刺激がなければ自ら積極的に動くことはあまりない。われわれは24時間365日、ありとあらゆるストレスにさらされている。その刺激によって動き、身体の機能を調整し、活性化し、さまざまな活動をしているのだ。

つまり、ストレスこそ原動力で、**ストレスが人体のエネルギーを産出し、それによって、日々体が維持され、健康が保たれ、強化されている。**ストレスによって生かされているといっても過言ではない。健康のためには、**ストレスは多いほうがいい**くらいだ。

本章では、なぜ人間にとってストレスが必要なのか、ストレスによって身体を活性化させるというメカニズムがなぜ備わっているのか、生命の進化の過程から少し詳しくみていこう。その本質が分かれば、みなさんのストレスへの恐怖感や忌避感もかなり薄まることと思う。

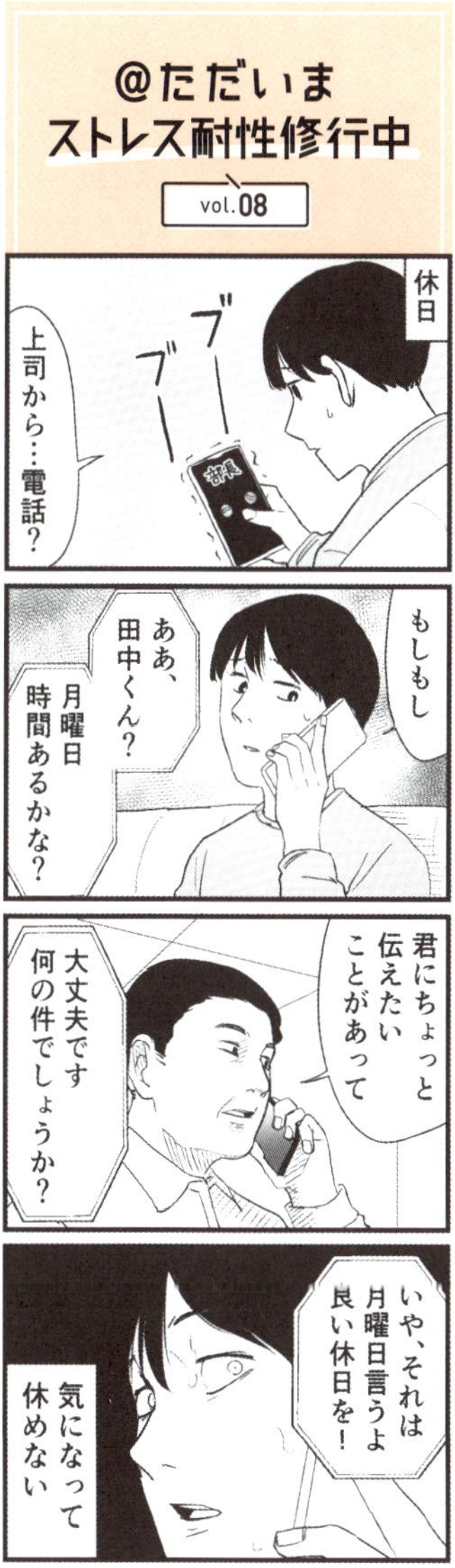
@ただいま
ストレス耐性修行中
vol.08
休日
ブーブー
部長
上司から…電話？
もしもし
ああ、田中くん？
月曜日時間あるかな？
君にちょっと伝えたいことがあって
大丈夫です何の件でしょうか？
いや、それは月曜日言うよ良い休日を！
気になって休めない

生命にとって最大級の危険で有害なストレスは、「太陽ストレス」

ここで一気に時間をさかのぼる。地球の黎明期。いとなみを始めたばかりの生命は厳しい環境の中で生存することを強いられた。特に、太陽は非常に危険な存在だった。

太陽は膨大なエネルギーを地球に送り込んでいるが、太陽から発せられる光の中には、生命にとって非常に有害な成分が多く含まれている。人間が身近に感じられるのは紫外線で、皮膚細胞のDNAを損傷し、日焼け、ひどい場合は、皮膚がんの原因になる。太陽光には、危険なX線やガンマ線などの高エネルギー放射線も含まれていて、われわれが生きていくうえで必要な情報が収納されている遺伝子そのものを傷つけてしまう。

この巨大なストレスをどう克服し、適応するか。それが生命にとって最大の課題だった。

太陽ストレスを克服できたものだけが生き延びた

生命体の基本は、生きるためのエネルギーを、自分の体の中で作り出し、それを使うこと、つまり、自給自足ができることだ。

32億年前、シアノバクテリアとよばれる藻類は、危険で強力な太陽の光のエネルギーを使って光合成を行い、水を分解して、酸素と水素イオンを作り出すすべを身に付け、この水素イオンを使って、二酸化炭素から、糖分など有機物質(栄養素)を生み出すことに成功した。この反応を実行するためには、**ATP(アデノシン三リン酸)**が必要で、ATPは水素イオンによって作り出される。**ATPこそが生命体のエネルギー源**だ。シアノバクテリアは、その後、核を持つ生物(真核生物)に取り込まれ、「葉緑素」となって、やがて植物が誕生し発展することになる。

20億年ほど前に、αプロテオバクテリアと呼ばれる細菌が出現した。αプロテオバクテリアは、シアノバクテリアの作り出した酸素をうまく使うことができた。酸素を使って、有機物(糖分)を分解して、水素イオンを作り、その力でATPを作ることができた。

酸素はうまく使わないと、放射線と同じく、細胞を破壊する力を持っている(活性酸素とよばれる)。そこで、酸素の猛威から逃れるため、当時、繁栄していたメタン産生菌(水素と二酸化炭素を原料として有機物を産生していた)は、酸素をうまく使うことができるαプロテオバクテリアを自分の中に取り込み、αプロテオバクテリアに、自分の作る有機物と酸素を使って、水素イオンを溜めてATPを作らせた。これが生物の細胞内でエネルギーを生成する**ミトコンドリアの起源**だ。

やがて誕生した動物は、光合成を行う装置を持っていないので、水と二酸化炭素から、栄養素(有機物)を作ること(独立栄養という)ができない。**栄養素を他の生命体を食べることで摂取する必要があった**(従属栄養という)。そこで、動物は動きまわり、糖分、脂肪分、タンパク質などを、ほかの生命体を捕食することで確保し、植物の作った酸素を呼吸によって取り入れて、ミトコンドリアでATPを作り出し、生きるようになった。

このようにして、進化の過程で**地球上のほとんどの生態系は、強力な太陽のエネルギーにうまく適応し、そのエネルギーを活用して生きる**ようになった。

太陽光は人間の体内でもさまざまな化学反応を直接引き起こし、生命のリズムや健康維持に不可欠な役割を果たしている。たとえば、光のエネルギーによって皮膚で**ビタミンD**のもとが作られる。ビタミンDは、他のビタミンと性質が異なり、**ホルモンの一種**である(ビタミンもホルモンも身体にとって不可欠な物質だが、ホルモンはわれわれ自身が作るが、ビタミンはわれわれが作れない物質。ビタミンDという名前は実は誤って付けられた)。神経の興奮、筋肉の収縮やホルモンの分泌などあらゆる生命活動に必要なカルシウムの調節にかかわっている。丈夫な骨を作るためにも必要であり、感染の防御、がん細胞を抑え込むような働きもある。実際に、日照時間の少ない地域では、大腸がんの発生が多いことが知られている。

朝起きて太陽の光を浴びると、体内で「セロトニン」というホルモンが分泌される。**セロトニンは、私たちの体に備わっている体内時計を調整し、心を穏やかにしてくれる。**セロトニンは「幸せホルモン」と呼ばれることもある。脳の興奮を鎮め、精神を安定させる効果があり、セロトニンが不足すると、疲労感、イライラ、意欲の低下、うつ症状が起こる。このホルモンを分泌し活用するメカニズムもわれわれが太陽光に適応するために進化のなかで獲得してきた力だ。

こうして、生命に脅威をもたらす、非常に危険な太陽の光は、同時に大いなる恵みになった。進化の中で、**巨大な「太陽ストレス」と共生することこそ、生命にとっては最大のサバイバル**であり、太陽ストレスから身を守るすべを持った生命だけが生き残ることができたのだ。

太陽ストレスが生み出すリズム

もし太陽が昼夜もなく照り続けていたら、ほとんどの生命は死に絶え、地球は生命が存在できない星となっていたことだろう。生命体は、一本調子では長く生きることができない。すこしブレると、どんどん大きくブレていって生命を維持できないからだ。

しかし、奇跡的にも、地球は約24時間で一回転する自転と、約365日で太陽の周りを一周する公転のリズムを持っていた。自転によって昼と夜が生まれ、公転によって季節が生まれた。これらのリズムが地球上のすべての生命にもリズムを与えた。第1章でお話しした人体のリズムは、太陽ストレスによって作り出されたのである。メリハリの利いた周期的な変化を持つことで、外部環境や体内の変化にかかわらず生理機能を一定に保つ**ホメオスタシス**（恒常性維持）

が実現した。

朝の光を浴びることによって、私たちの心身は「覚醒モード」に切り替わる。セロトニンが分泌され、気分を安定させ、集中力を高める。覚醒状態が維持されることで、日中の活動が円滑に行われ、動物は獲物を捕獲することができる。

夜になると、セロトニンに代わってメラトニンが分泌される。身体をリラックスさせ、睡眠を促進する働きを持つ。メラトニンの分泌は、夜が深まるにつれて増え、朝になると再び減少するというサイクルを繰り返す。夜の間は、昼間に獲得した栄養分から得たエネルギー源を使って、遺伝子の傷を治し、細胞のリニューアルを行い、余分なエネルギーの貯蔵が行われる。

セロトニンが日中の活動を支え、エネルギーを与える「陽」の役割を担う一方で、メラトニンは夜の静寂と回復を促す「陰」の役割を担う。宇宙のリズムと一致して、私たちの身体の中でも同様に陰陽のリズムが刻まれている。

これが、私たちが獲得した体内時計だ。昼間に優勢な陽のタンパクと夜に優勢な陰のタンパクが、互いが互いをけん制することで、24時間の周期を刻んでいる。睡眠・覚醒、体温の変化、ホルモン分泌、代謝など、さまざまな生理的なプロセスがリズムに従って調整され、生命が維持されている。

この人体が持つ「リズム」という仕組みは、ストレスを上手に活用するうえで大変重要である。ぜひ留意しておいてほしい。

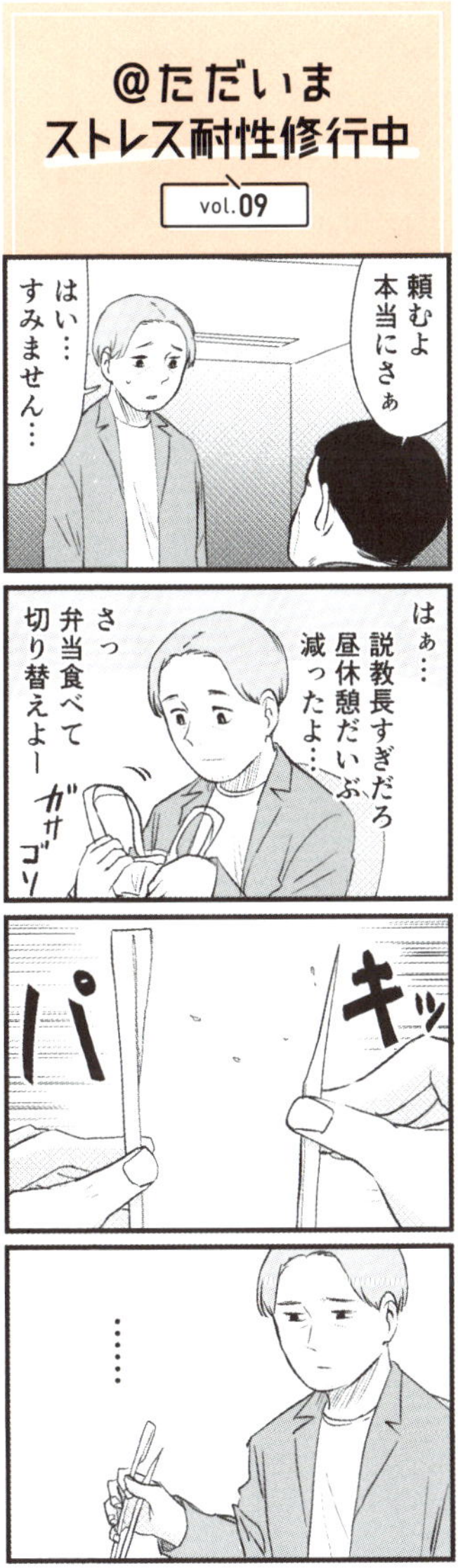
@ただいま
ストレス耐性修行中
vol.09
頼むよ 本当にさぁ
はい… すみません…
はぁ… 説教長すぎだろ 昼休憩だいぶ減ったよ…
さっ 弁当食べて 切り替えよー
ガサゴソ
パ
キッ
……

原始、生命は消化器だった

続いて、太陽と並んでわれわれにとって大きなストレスとなる栄養を取り込むことについてみていこう。

生命体にとって、栄養素を含む物質を取り込むことは、生きるために、必ず死ぬまで継続して行わなければならない行為である。特に動物にとって、「食べること」は、太陽ストレスと並んで大きなストレスであった。

原始的な生命体は、ただ「摂取する」「分解する」「排泄する」という基本的な機能を果たす消化器しか持たない。これが生命の進化の出発点であり、**あらゆる生命が「食べること」を通じてエネルギーを作り、繁栄するという道筋をたどってきた。**

最も原始的な生命体である単細胞生物には、口や腸といった特定の消化器は存在せず、細胞全体が消化器といえる形態で、栄養素の取り込みと消化、吸収を担っている。そこから多細胞生物への進化に伴い、消化器は、より複雑かつ専門化し、食べ物を効率的に取り込み、栄養分を吸収し体全体に供給するシステムとして発展してきた。その後、効率的に獲物を捕獲するために、運動器官や感覚器官、そしてそれらの器官を統合的に働かせる神経系が発達していった。

「食べる」というストレスが、消化器の進化、そして多彩な臓器の発達を促す、大きなきっかけとなったのだ。

生命にとって極めて危険なストレスは「食べること」

栄養分を取り込む――「食事」という行為は、生命体にとって極めて危険な側面を伴う。外部の「異物」を体内に取り込む行為だからだ。

「食べ物」には、常に未知の成分が含まれている可能性があり、体にとって毒になるリスクが付きまとう。また他の生命体を捕えようとすることには、逆襲され反対に食べられてしまうリスクもある。

体外から体内に取り込まれた物質を分解し、必要な栄養素を吸収する一方で、有害な成分や病原体を慎重に排除するという機能も担わなくてはならない。消化器は極めて高い警戒態勢を保ちながら活動しているのだ。

そこで、食べ物＝異物を口にすると、消化器官は消化液の分泌や酵素の活性化、免疫反応の調整など、非常に多くの活動を行う。**われわれの体内で行われる「消化」という活動は、われわれが行うあらゆる活動の中で最もエネルギーを使う行為**なのだ。

空腹感を感じ、食べ物を得て体内に取り込み、栄養に変えて全身に送るというプロセスはホルモンや自律神経によってコントロールされる。巨大な生命維持の動力装置が消化器である。

われわれが、**ストレスを感じると、胃痛や下痢、便秘など、真っ先に消化器系に不調を覚えるのは、まさに消化器が日々ストレスと闘う最前線にある臓器**であるからだ。

人間にとって最大級のストレスは「空腹ストレス」

生命維持のためには、エネルギーが必要だ。エネルギーを取り入れるために食事をすることは、不可欠のいとなみである。できれば異物は体内に入れたくないが、一方で、異物を取り込んでいかなくては生きられない。「**食事**」という行為には、本来的にこの矛盾する状態のせめぎ合いがある。そのため、生命体は、空腹であることをつらく感じ、その状態から逃れたいと本能的に強く思う。そのことにより、「**空腹ストレス**」を感じるようになっているのだ。

このストレスは、血糖値の低下や胃の収縮によって生じ、脳がエネルギー不足を感知すると発生する。**このシグナルは非常に強力で、他のどんな感覚や欲求を抑えてでも、生命体に「食べる」行為を促す。**

生命の維持のため、危険を冒してでも食べる（体内に異物を取り込む）行為をするのは、空腹がわれわれを突き動かす非常に強いストレスであるからこそ実現される。空腹ストレスによって、生命体はエネルギー不足の危機に瀕する前に食べ物を摂取し、エネルギーの供給を続けることができる。

異物から体を守るための闘い

消化器は栄養素を吸収するだけでなく、異物から体を守る重要な役割も担っている。**腸内には免疫細胞の約70％が存在**し、体内に入る異物を検知して排除するシステムが整えられている。たとえば、腸内のリンパ組織は食物由来の病原菌を素早く検出し、免疫反応を引き起こして感染を防ぐ。食べ物が安全であることを判断する過程で免疫システムが大きな役割を果たしている。

このように、**生命は進化の過程で消化器を中心に生存戦略を構築**してきた。食べることは常に異物と闘い大きなリスクを伴う〝戦闘的な〟行為である一方で、**エネルギー源を得るためには避けられない行為**でもある。生命がこの矛盾を克服するために発展させてきた消化器の複雑さと、それを支えるシステムの連携は、進化の不思議と驚異を感じさせる。

患者さんに「食欲を落とす薬はありませんか」と聞かれることがよくあるが、これまで食欲をうまく落とす薬は開発されてこなかった。それだけ食欲をコントロールするのは難しいことなのだ。「人は生きるために食べる」といわれる。だが、食にかかわる体内の実に精妙なメカニズムに思いをはせると、人間は食べるために生きているのではないか、と思える。

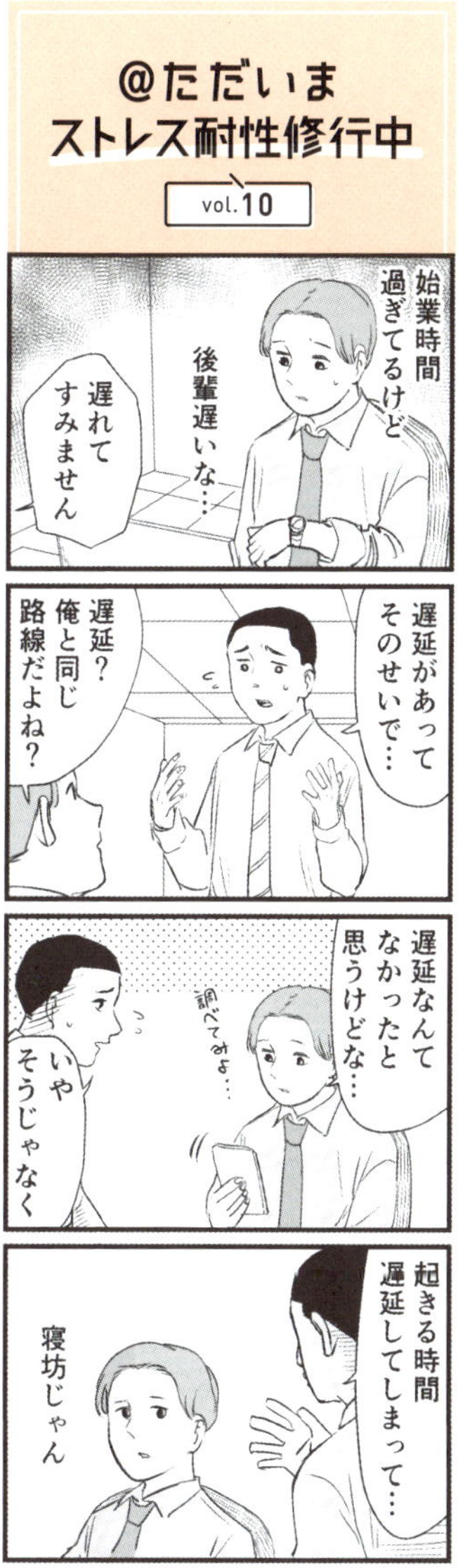
@ただいま
ストレス耐性修行中
vol.10
始業時間過ぎてるけど
後輩遅いな…
遅れてすみません
遅延があってそのせいで…
遅延？俺と同じ路線だよね？
遅延なんてなかったと思うけどな…
調べてみよ…
いやそうじゃなく
起きる時間遅延してしまって…
寝坊じゃん

「空腹ストレス」と「満腹ストレス」のリズム

先ほどの太陽ストレスによる昼夜のリズムのように、食にかかわるストレスもやはり、リズムを持っている。空腹と満腹がそれだ。われわれは、食べすぎず、食べなすぎず、規則正しく適当な量の食事をとるリズムを持つようにコントロールされている。

われわれに**空腹ストレスを与えて、食事を促す主な要因のひとつが、「グレリン」というホルモン**だ。グレリンは胃から分泌されるホルモンで、**「空腹ホルモン」**とも呼ばれている。食事の間隔が空くと、グレリンの分泌量が増加し、それが脳に伝わることで食欲が刺激され、「お腹が空いた」と感じる。お腹が空くと、グーと鳴るのは、グレリンの作用だ。

グレリンの働きは食欲を刺激するだけではなく、エネルギーを効率的に使うための準備を整える役割も持つ。脳の視床下部に作用して成長ホルモンの分泌を促し、代謝を活性化させ、成長を促す。

食事をして満腹になると、「満腹ストレス」を感じ、今度は、別のホルモンが働き始める。満腹になる時、あるいは、なろうとしているのを予想して、腸から「**インクレチン**」と呼ばれる一群のホルモン(GLP-1やGIP)が分泌される。これらのホルモンは、腸に食べ物が入ってきた刺激で分泌が増える。そして、膵臓《すいぞう》に作用して、血糖値を下げる働きをするインスリンの分泌を促す。これから血糖が上がることを予測して、急激な血糖上昇を抑えるため、あらかじめインスリンの分泌が増えるように促している。これらのホルモンは、腸が調節し脳に作用して食欲を低下させ、胃に働いて蠕動《ぜんどう》運動を遅らせる作用もある。これ以上食物が腸に入ってこないように作用するのだ。

食欲をうまく抑える薬剤はこれまで開発されてこなかったと言ったが、最近、このGLP-1やGIPが、糖尿病の新しい治療薬として応用されるようになった。これらのホルモンのインスリン分泌促進作用を期待して、その類似物質を皮下に注射することが糖尿病の治療に使用されるようになった。すると、大変驚いたことに、患者さんは食欲が抑えられ(多くの方が食べることを考えなくなったという)、自然に体重が減るようになった。

必要以上の摂食が続くと、肥満をきたす。余分なカロリー分(糖分や脂肪由来)はすべて脂肪(中性脂肪)に変換されて、脂肪細胞に貯蔵される。脂肪細胞は大きく膨らみ、脂肪細胞はその刺激を感じ取って、**「レプチン」**と呼ばれるホルモンを分泌するようになる。レプチンは**「満腹ホルモン」**とも呼ばれている。これも脳に働いて食欲を落とす作用がある。また、インスリンの働きをよくする作用もあり、代謝を改善する。必要以上に食べ続ける習慣を正す作用がある。

「肥満」というストレス

私たちが自分を太りすぎと思う、あるいは、人からそう言われるのがストレスであるだけでなく、**「肥満」そのものも、われわれの身体にとって大きなストレス**だ。肥満は、食べるリズムの乱れから起こる。脂肪細胞がレプチンを分泌するのは、肥満のストレスへの反応だ。余分な脂肪は、本来皮下脂肪に溜められるべきものであり、皮下脂肪が多いタイプの肥満は、血糖上昇、血圧上昇、脂質異常など代謝障害は起こしにくい。しかし、皮下に溜めこむことが下手な人（男性に多い）では、余分な脂肪は、内臓脂肪（お腹の中の脂肪）として溜め込まれる。これがいわゆる、お腹ぽっこりの状態だ。内臓脂肪は脂肪を溜めこむことが上手ではなく、内臓脂肪の蓄積は皮下脂肪に比べて大きなストレスとなる。そして、この脂肪分を、異物とみなして、防御反応である炎症を起こす。これがメタボリックシンドロームの健康障害につながる。「肥満」というストレスを感じたら、本来の食のリズムを取り戻すきっかけとしてほしい。

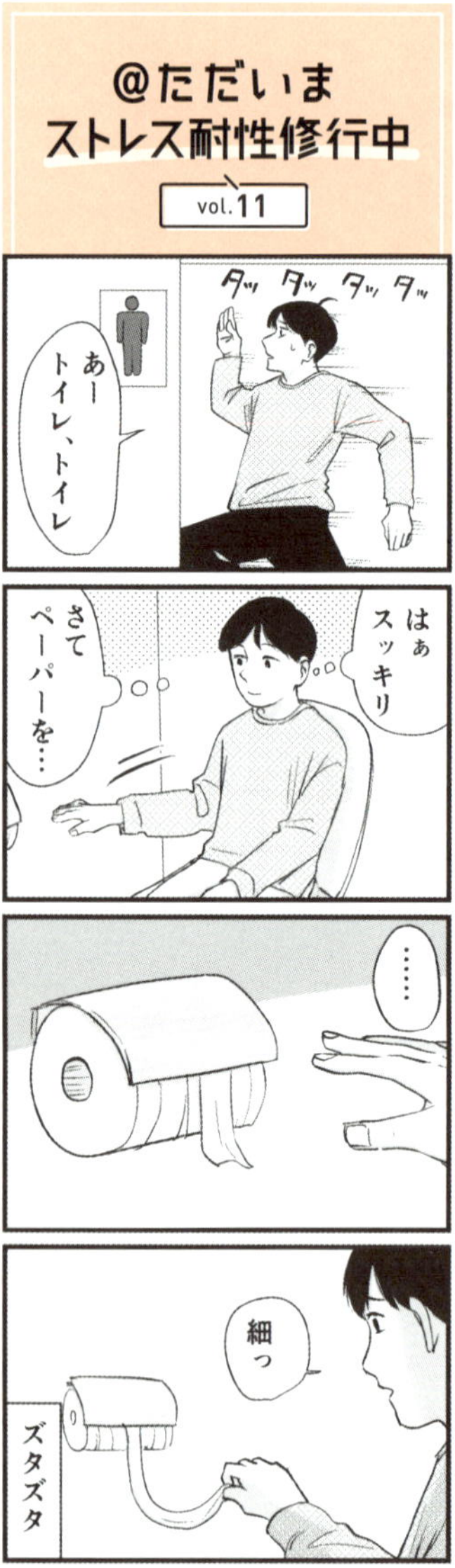
@ただいま
ストレス耐性修行中
vol.11
タッ タッ タッ タッ
あー トイレ、トイレ
はぁ スッキリ
さて ペーパーを……
……
細っ
ズタズタ

体はリズムを持って平衡が保たれる

空腹ストレスと満腹ストレスは、交互に適切に表れ、リズミカルに私たちを刺激する。食事をとらせ、また適切なタイミングになると食事をストップさせてくれる。エネルギー源となる栄養が不足してくると、また食事を促す……。

これも昼夜のリズムと同じように、振り子のように行ったり来たりしながら、私たちの身体の動的平衡が保たれているのである。

他にも、ホルモンには正反対の性質をもち、セットで働くものが数多くある。たとえば、以下のようなものだ。

ドーパミン（恋に落ちた時などに出るワクワクした気持ちを感じさせるホルモン）⇕**オキシトシン**（穏やかな関係になったら出る愛情ホルモン）

エストロゲン（月経後から排卵前にかけて分泌が高まり、女性らしい体を作るホルモン）⇕**プロゲステロン**（排卵後から次の月経にかけて分泌が高まり、妊娠しやすい環境を整えるホルモン）

アンジオテンシン（血管を収縮させ、体に塩分を溜めこみ血圧を上げるホルモン）⇕**ナトリウム利尿ペプチド**（血管を拡張させ、尿の量を増やし、塩分を排泄して血圧を下げるホルモン）

など

ストレスを受けてなんらかのホルモンが出ると、やがてその拮抗ホルモンが分泌され、バランスを取る。こうしたホルモンリレーが繰り返されることで、規則正しいリズムが生み出されて、私たちの体や心は強くなっていく。

太陽を浴びて食事をしていれば、万事OK！

本章では、われわれのストレスの原点について述べてきた。われわれの生命は太陽ストレスに打ち勝つことから始まり、食事ストレスという課題を乗り越えることで進化してきた。

さまざまなストレスのうち、この2つが最大で最強のものなのである。太陽の光を浴びる、食事をするという、命を危険にさらすほどの二大ストレスに日々さらされ、適応して生きているわれわれは、**すでに素晴らしいストレス耐性を身につけている**といえる。

それ以外の、たとえば人間関係や仕事のストレスなどは、この2つの巨大なストレスに比べたら、とても些細なものではないか……といったら、悩んでいる人に叱られるかもしれないが。

われわれの体は、生まれながらにしてストレスを感じて、そのストレスに適応し、ストレス

を活用してサバイバルする仕組みが備わっている。ストレスと共に生きることが生命の原点なのだ。

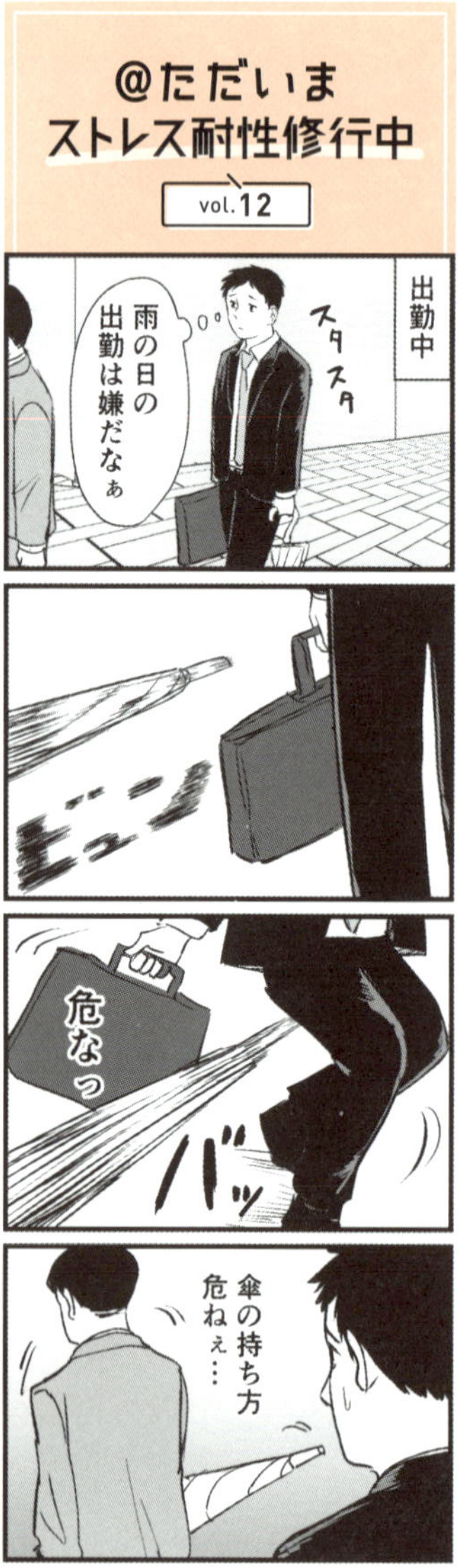

本章のまとめ

ストレスは健康に悪いものではなく、身体を動かし、機能を調整・活性化させる刺激である。

太陽光は有害な紫外線などを含み、生命にとって危険なストレスだが、同時に不可欠なものでもめる。

生命の原点は消化器であり、エネルギー摂取は生命維持に欠かせないが、異物を取り込む危険も伴う。

エネルギー不足を感知すると強い空腹ストレスが生じ、生命体に食べる行為を促す。

身体には、ストレスを感じて、ストレスに適応し、ストレスを活用する仕組みが備わっている。

第4章

ストレスが、人体のエネルギー産出を促す

ミトコンドリアは、人体のエネルギーの発電所（パワー・プラント）

本章では、本書のテーマである、「ストレスが多い人がなぜ元気なのか」「忙しいはずの人のあのエネルギーはどこから出ているのか」ということを述べていこう。ストレスは、生きるためのエネルギーを作る、と話してきたが、**そもそも生きるためのエネルギーとは何だろうか、そして、どこから来るのだろうか。**

私たちになじみのあるエネルギー源としては、化石燃料として現在環境保全の観点から注目が集まる、石炭、石油が思い浮かぶ。これらは太陽エネルギーの力で育まれていた微生物や植物の死骸に由来する。つまり化石燃料は、太陽エネルギーが有機物に変換された燃料である。これらの燃料を燃焼させて、水を蒸気に変え、それによりタービンを回して、その回転力、つまり物理的な力で、電力を作り出している。そして、私たちの使う機械、器具の大半は電気の力で作動するように作られている。内燃自動車などは、直接エンジンで得られる回転力を車の駆動力としている。

生物も生きるために同様に燃料を燃焼し、エネルギーを出している。体内でさまざまな「化学反応」を起こし(これが〝代謝〟)、**①臓器のパーツを作り、そしてリニューアル**し、**②臓器を動かし、働かせる。**この化学反応を起こす駆動力となるのが、第3章で述べた**ATP**だ。だから、ATPは、エネルギー通貨と呼ばれる。私たちが通常の生活でエネルギーとして使っている電力に相当する。

このATPを作り出しているのが、第3章でふれた**「ミトコンドリア」**である。ミトコンドリアは、細胞内に多数存在し、生きるためのエネルギーを作り出す**「発電所」**のような役割を果たしている。ミトコンドリアは、二重の膜に囲まれた袋状の構造をとっている。有機物由来の栄養素(糖分や脂肪分:「燃料」に相当)を、酸素の力で化学反応させ(「燃焼」に相当)、最終的には、水素イオンを二重の膜の内側に貯めこみ、二重の膜の間に水素イオンの濃度差を生じさせ、この電位の差(水素イオンはプラスの電荷を持つ)を使って電子(マイナスの電荷をもつ)

の流れを作りだして、その流れによって回転する酵素(「タービン」に相当)から、ATP(電力)を作り出している。興味深いことに、私たちが化石燃料を使って電力を得ているのとよく似ている。

ストレスがトリガーとなって、ホルモンが分泌されると、少し時間が経って拮抗するホルモンも分泌され、体内でバランスを取る。こうした「**ホルモンリレー**」が繰り返されることで、ホメオスタシス(P87)が保たれる。身体の生理機能が一定に保たれている中で、ミトコンドリアは、うまく、生きるために必要なエネルギーを生み出すことができる。ストレスによるホルモンリレーとエネルギーの生成を重ね、**私たちの身体と心はどんどん強く、しなやかになっていく。**ストレスフルな人たちはいわば高速回転でこれを行うことで多くのエネルギーを生み出しているのである。逆に、ミトコンドリアの機能が弱まると、エネルギーに変換されるはずの脂肪やブドウ糖が余り、体脂肪として蓄積され肥満につながる。また、ATPの生産がうまくいかずエネルギー不足になるため、病気への抵抗力が低下してしまう。

ストレスがエネルギーを生み出す仕組み

ストレスを受けると、私たちの身体は最初に生理的な防御状態になる。この刺激を受け、アドレナリン、ノルアドレナリンやコルチゾールなどの〝ストレスホルモン〟が分泌される(神経から分泌されるノルアドレナリンは、近くの神経に直接作用し即時的な反応にかかわる。副腎ではノルアドレナリンの一部はアドレナリンに変換されて、アドレナリンとノルアドレナリンはともに血液に放出され、比較的長く続く反応を起こす)。

その結果、心拍数や血圧が上昇し、多くの血流が流れ、肝臓でグリコーゲンとして貯蔵していた糖分を分解してブドウ糖として、また、脂肪組織で、中性脂肪として溜め込んでいた余分なカロリー分を分解して、遊離脂肪酸として、血液に放出する。こうして、全身の臓器に、エネルギーを急速に供給する準備が整う。これらのエネルギー源を利用して、ミトコンドリアではATPが作られる。

このように、**ストレスによってホルモンが活性化することでミトコンドリアによるエネルギー生成が促進され、より多くのエネルギーを効率的に使用できる。**この精妙な仕組みによって、**私たちはストレスを感じる状況で行動することができる。**

つまり、ストレスを受けることで身体が必要とするエネルギーが増えるのだ。ミトコンドリアが元気で多くのエネルギーを生み出すことが、私たちが若々しく活動的に過ごすための重要なカギとなっている。ストレスによって活性化されたホルモンがミトコンドリアを助け、ミトコンドリアが私たちの身体を支える。ここに、**ストレスの多い人がエネルギッシュである理由**が見えてくる。

ミトコンドリアにとってのストレスとは？

忙しくストレスの多そうな生活をしている人が、次々に新しいチャレンジをしていたり、仕事も趣味も充実していたりするように見えるのは、**このメカニズムを最大限に生かしているか**らにほかならない。逆に、エネルギーが不足すると、電気やガソリンが切れたような状態になり、体力や活気が失われてしまう。

それでは、ミトコンドリアにとってのストレスとはいったい何なのであろうか。ミトコンドリアは、栄養素を燃料として、酸素を使って、ATPというエネルギー源を作っている。**ミトコンドリアにとってストレスフルな状態は、この栄養素と酸素のどちらかあるいは両方が少し"不足気味"になった状態である。**前者は、食べる量が少し減った状態であり、後者は筋肉を動かし酸素の要求量が増えた状態である。

ミトコンドリアを活性化するのに最も有効な方法は**運動**だ。「動く」というストレスを身体に与えることだ。

ミトコンドリアが最も多く存在するのは筋肉細胞で、体の中のミトコンドリアの80％は筋肉の中にある。一つの筋肉細胞の中には2千個のミトコンドリアがいる。運動をすると、筋肉はより多くのATPを要求するので、より多くの酸素が必要になる。筋肉が少し酸素不足になることで、ミトコンドリアが増え、身体は活性化する。

鍛えられたマラソンランナーが疲れにくい理由

ミトコンドリアは主に脂肪とブドウ糖を原料にATPを作っている。同じ分量であればブドウ糖より脂肪の方が、たくさんのATPを作ることができる。1グラムあたりの原料が生み出すエネルギーの量は、脂肪が約9kcal、ブドウ糖が4kcalほどだ。一方、必要とする酸素の量からみると、ブドウ糖の方が脂肪より少ない酸素で多くのエネルギーを作ることができ、エネルギー効率は高い。ブドウ糖のほうが脂肪より燃やしやすい(身体の負担が少ない)のだ。

休みなく拍動を繰り返し、身体のすみずみに血液を送り続ける心臓のミトコンドリアは、エネルギー価の高い脂肪を原料として使用している。一方、脳のミトコンドリアはエネルギー効率がいいブドウ糖を原料にしてATPを作っている。

酸素が十分ある時は、ミトコンドリアはなるべく脂肪を燃やしてエネルギーを作ろうとする。酸素が減ってくると、ブドウ糖を使用してエネルギーを作る。通常脂肪を使ってエネルギーを作っている心臓では、心臓を養う血管が細くなり血液の量が少なくなる（狭心症や心筋梗塞などの病態）と、酸素が不足し、ブドウ糖を使うようになるのだ。

酸素がさらに少ない状況になると、ミトコンドリアの外（細胞質）でブドウ糖を分解してエネルギーを生み出す。これは、核を持たない原核生物（ミトコンドリアを持たない）が使っている**「解糖系」**と呼ばれる方法だ。ミトコンドリアでエネルギーが作られる状態に比べ、生み出されるATPの量が少なく、また、疲労の原因物質となる乳酸が作られ、溜まってしまう。

乳酸は脂肪が燃えることを抑えるため、**運動不足でミトコンドリアがあまり働かず、解糖系ばかりに頼っていると、どんどん肥満になりやすくなる。**また細胞が酸性に傾くため、細胞の機能が衰えやすくなり、老化が進む（この状態は、極端な断食をしたり、極限的な過労状態が続いたりした時や、増殖が著しい、悪性度の高いがん細胞などでも起こる）。

ミトコンドリアが脂肪を燃やしてエネルギーにする場合は、乳酸は出ない。鍛えられたマラソンランナーが一般の人より疲れにくいのは、酸素を大量に取り込み、うまく脂肪を燃焼させているからだ。**筋肉を鍛えていない人はミトコンドリアが少なく、エネルギーの原料をブドウ糖に頼るから、乳酸が溜まってすぐに疲れてしまう。**

「ストレスを溜めたくない」とばかりに動かず、じっとしていることがいかに身体に悪いか、ミトコンドリアの仕組みをみるとよく分かる。

持続力がある強い体を作るためには、運動して筋肉や臓器を鍛え、ミトコンドリアを増やすことが大事だ。ウォーキングやジョギングなど、少し強めの有酸素運動を1日20〜40分、週2〜3回程度から始めるとよいだろう。さらに、強いストレスがかかる運動。〝**ちょいきつめの運動**〟は、うまく栄養素からATPを作り、身体に悪影響がある活性酸素の発生が低く抑えられる**「高効率ミトコンドリア」**を増やすことができる。

心臓、血管から分泌される**「ナトリウム利尿ペプチド」**や**「NO（一酸化窒素）」**というホルモンは、ミトコンドリアを元気にする。運動に伴う心拍数の増加、血流の増加がこれらのホルモンの分泌を増やす。**心血管の強化が健康長寿につながることは、ホルモン的にも説明がつく。**

生きるための〝底力〟を鍛える空腹ストレス

第3章で、食べるストレスが人間にとって最大級のストレスであることをお話しした。「動くこと」のほかにミトコンドリアを活性化させる方策は、だらだらと食べるようなことをせず、空腹感を感じる、**空腹ストレスをしっかりと自分に与えること**だ。

ちょっと栄養が足りない状態はミトコンドリアにとって、ストレスにあたる。空腹ストレスを感じると、胃からグレリンというホルモンが分泌され、脳に「食事をしよう」と促す。また、骨や筋肉を成長させ、新陳代謝を進める成長ホルモンの分泌を促す。さらに、骨格筋や腎臓のミトコンドリアを元気にする作用もあるので、ミトコンドリア自体を増やして細胞をさらに元気にしてくれる。

年老いたラットにグレリンを投与したところ、サルコペニア（加齢などで筋肉量が減り、筋力が低下すること）や腎臓病が改善したという実験結果が相次いで報告されている。がんで痩せてしまった人、心不全、呼吸不全、糖尿病性神経障害などを回復する効果も明らかにされている。

グレリンは空腹の時に分泌される。摂取カロリーを減らしても、だらだら食べていたのでは、胃は空腹を感じないので、グレリンは分泌されない。

グレリンの作用で摂食し、食べ物が消化管に入ってくると、腸からインクレチンというホルモンが分泌される。インクレチンは膵臓に働きかけて、ブドウ糖をエネルギーとして使えるようにするインスリンの分泌を促し、脳に働きかけて食欲を抑える。このホルモンリレーのためには、**お腹がぐーと鳴るまで食事をしないことが大切**である。

食事の際には意識的にゆっくり、よく噛んで食べることが大切だ。腸からは食事にともなって多くのホルモンが順次、分泌される。それらのホルモン分泌のリズムがうまく同期すると、効率のよい消化・吸収につながる。これらをうまく働かせるため、私はどんなに忙しくても、最低30分の食事時間をとるようにしている。

食事のカロリーを7〜8割に制限すると、サルなども、たとえば糖尿病、心臓病、認知症が少なくなり寿命がのびることが証明されている。この現象は、**長寿遺伝子サーチュイン**と呼ばれる酵素(生体での化学反応、代謝の触媒)が活性化して、ミトコンドリアがパワーアップするからだ。いま注目されている**若返り物質NMN**(ニコチンアミドモノヌクレオチド)はサーチュインを活性化する**NAD**(ニコチンアミドアデニンジヌクレオチド)のもとになる物質だ。カロリーを制限することは、ミトコンドリアの力を高め、生きるための〝底力〟を強くしてくれる。

口寂しくなった時、空腹でもないのに、おやつを食べる習慣はないだろうか。決まった時間の食事以外の間食はとらない方がよい。だらだら食べず、空腹ストレスを適宜、自分に課すようにしてほしい。その習慣は、あなたの身体を若々しく保つだろう。

@ただいま ストレス耐性修行中

vol.13

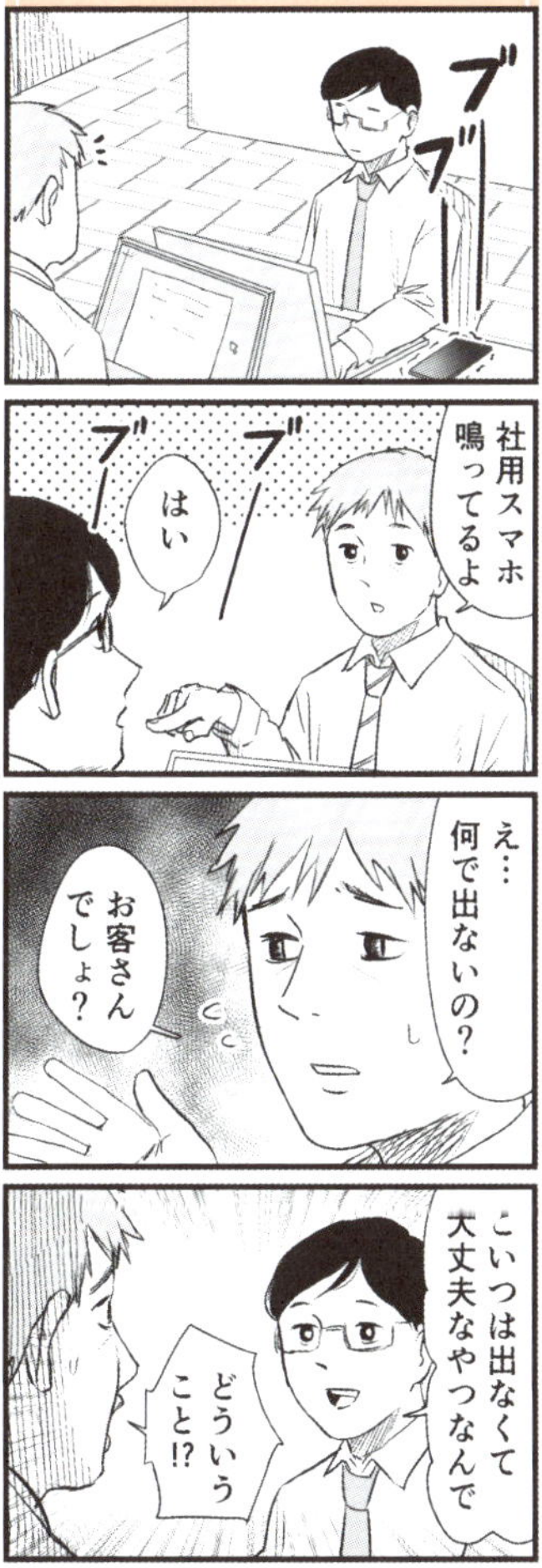
ブ
ブー
社用スマホ鳴ってるよ
ブー
はい
ブー
え…何で出ないの?
お客さんでしょ?
こいつは出なくて大丈夫なやつなんで
どういうこと!?

ミトコンドリアはストレスによってリニューアルされる

これまで述べてきたように、われわれの身体は、**「動的平衡」**によって、常に入れ替わりながら、同じ構造、働きを維持している。そのため、多くの臓器、たとえば腸や皮膚では、**日々古い細胞は死んで消え去り、新しい細胞が生まれて入れ替わるリニューアルが起こっている。**

一方、腎臓や脳、心臓の細胞はリニューアルが乏しく、古い細胞が残り、現在の医療で大きな問題となっている、慢性腎臓病、認知症、心不全が起こる。

細胞のリニューアルには、細胞の分裂増殖と細胞の死(アポトーシス、apoptosis)のバランスが重要だ。アポトーシスは、アポが「離れる」、トーシスは「下降」という意味である。つまり、枯れ葉が木から落ちることを示している。アポトーシスは、個体がよい状態に保たれるように、積極的に引き起こされる細胞の自殺現象、プログラムされた細胞死である。アポトーシスによる細胞死に対するもう一つの細胞死は、ネクローシス(necrosis)である。これは腐る、という意味で、血行不良や外傷など細胞内外の状態が悪化することによって起こる、細胞の死である。

ミトコンドリアは細胞増殖とアポトーシスのバランスコントロールの中心になっている。ミトコンドリアの力が衰えると、細胞のリニューアルが阻害されてしまう。その結果、古い細胞が残り続けることで老化が起こり、また遺伝子が損傷する。増殖が抑えられなくなった細胞が排除されなくなると、がんが発症する。

ミトコンドリアにも一生があり、古くなったり、損傷したりしたミトコンドリアは、選択的に除去され、新しいミトコンドリアに入れ替わる仕組みを持っている。細胞の健康維持やエネルギー代謝のために非常に重要なプロセスで、これは「**ミトファジー**」と呼ばれている。ファジーは、「食べる」という意味で、ミトファジーは、ミトコンドリアを食べて消化して消去するということを示している。

ミトファジーによって、古いミトコンドリアが除去されることがトリガーとなり、若いミトコンドリアが増殖して仲間を増やす。このミトコンドリアのリニューアルは、私たちが若々しく生きていくうえで、極めて重要である。

ミトファジーを促進するためには、運動と食べる量を減らすほか、以下のような方法もある。

断続的断食（インターミッテント・ファスティング）……食事の間隔を空ける：16時間の断食と8時間の食事時間のサイクルなど

寒冷曝露《ばくろ》……短時間の冷水シャワーや冷水浴などで交感神経を刺激し、代謝を高めてエネルギー消費を増やす（※低体温症などのリスクもあるので注意して行うこと）

ポリフェノールの摂取……緑茶や赤ワインに含まれるポリフェノール類を適宜摂取する

これらのミトコンドリアにストレスをかける方法を生活に取り入れることで、ミトファジーを促進し、ミトコンドリアの健康を保つことができる。

本章のまとめ

- 人体は、ミトコンドリアという細胞内の「発電所」で、エネルギーを生み出す。
- ミトコンドリアにとってのストレスは、食事をやや減らすことと運動することである。
- 運動によりミトコンドリアは活性化され、ATPの生成が促されて、筋肉の機能が向上する。
- 空腹時間を確保する、あるいは摂食量を7〜8割（腹八分目）にすることで、ミトコンドリアが活性化する。
- ミトコンドリアは、細胞のリニューアルを制御している。このプロセスにはストレスによるミトコンドリア自体のリニューアルが重要である。

第5章

ストレスと生きるスキル

──「モチベーション」を最大化する方法

ストレスとモチベーションはコインの表と裏

「ストレス」と「モチベーション」とを、相反する概念と思っている人は多いと思う。「ストレスのせいでモチベーションがわかない」という言葉もよく聞く。そういう方の話をよく聞くと、単純に、**自分がやりたいと思うことをモチベーションと言っていて、やりたくないことをストレスと言っている**ことが多い。

しかし、これまでみてきたように、ストレスは決してネガティブなものではない。むしろ人間の意欲と密接なかかわりがあり、モチベーションを引き出す重要な要素となる。

ストレスを感じると、人はそれに対応しようとして、ホルモンが信号を出し、血流量を高める、心肺機能を高めるなど、体内の機能を前向きにさせようとする。そして、**脳と精神の活性**

化も起こる。これがモチベーションである。

危険を感じて戦うか逃げるかといった事態で、心肺機能が高まり、筋肉に力を蓄えている状態で、気持ちだけがだらっとして「なにもやる気が出ない……」というわけにはいかない。

モチベーションとは、ストレスフルな状況で発動されるもの。**ストレスとモチベーションは、コインの表と裏の関係なのだ。**

ストレス＝新しい挑戦や困難な課題に立ち向かう意欲そのものである。まさに、ストレスによって、人のモチベーションは高まり、現状を打破する変化を渇望するマインドセットになる。

これこそが、**ストレスが成長と発展を促す**ということである。

ストレスを活用してモチベーションを上げる

こうした、私たちの成長やモチベーションの向上に寄与するストレスを、前出のセリエ博士は**「ユーストレス」**と名づけた。

日本語には「尻に火が付く」という言葉があるが、明らかにストレスやプレッシャーがあると、集中力ややる気が向上する。みなさんも、**「いつでもいい」というタスクはなかなか取りかかれない**、という経験はあるだろう。

たとえば、日本人が何年も勉強しているのに、なかなか英語を習得できない理由は簡単だ。「どうしても英語を身につけなければいけない」というストレスが少ないからだ。日本にいる限り、日常生活で英語が必要になる場面が少ない。多くの人は、英語ストレスが非常に少ない環境に身を置いているわけだ。しかしこれが、仕事で四六時中英語を使わなければいけない状況になるとか、英語話者と国際結婚をするとか、**強い英語ストレス状態になると、たちまち英語を使いこなせるようになってしまう。**

「適度なストレス」と本人が感じている程度では、ほとんどストレスがないも同然だ。自分を強く追い込むことによって、集中力、問題解決能力といったあらゆるパワーが飛躍的に増し、新しいスキルを習得したり、困難な状況を乗り越えたりすることができる。

五輪選手が、出場するだけでも大変な世界の舞台で、居並ぶ報道陣を前に、「絶対に金メダルを取ります」と宣言をする姿を見ると思う。あれも、極限までに自身を追い込んでいるのだ。

「退路を断つ」や「背水の陣」といった言葉があるが、みなさんも、どうしても達成したい目標があったら、ぜひ、逃げ場のない環境に身を置く、周囲に宣言するなど、**「やらないわけにはいかない」「引くに引けない」というストレスフルな状況に身を置いてみてほしい。**かなりの確率で実現することができるはずだ。

モチベーションが高まるメカニズム

ストレスが脳に働きかけて、目標達成のために必要なモチベーションを高めてくれるメカニズムをみてみよう。

これまでみてきたように、ストレスを感じると、副腎からアドレナリンやコルチゾールなどのストレスホルモンが分泌される。これらのホルモンが心拍数や血圧を上昇させ、身体を緊張状態に導く。それと同時に、脳の特定の領域を活性化させるのだ。

特に、**前頭前皮質**と呼ばれる領域を刺激する。計画性、意思決定、目標達成のための行動選択など、**高次認知機能**を司る重要な部位だ。この部位の活性化が集中力や注意力を高める。ストレスは、目標達成に必要なモチベーションを高め、**タスクへの取り組みを促進する**ということである。

ストレスは、脳内の**報酬系**にも影響を与える。ドーパミンという神経伝達物質が活性化することで脳の報酬系が機能し、**達成感や喜び**をもたらす。このため、ストレスがかかって、困難な課題を克服すると、私たちは満足感や喜びを感じ、**さらなる努力へのモチベーションが向上**する。

ストレスによって、**オレキシン**の分泌も増える。やる気や意欲を高めるホルモンだ。世界的な睡眠学の権威である筑波大学の柳沢正史氏らが発見したホルモンだが、発見当初、オレキシンを動物に投与すると、摂食量が増えたので、摂食を刺激するホルモンと思われ、オレキシン（オレキとは食欲の意味）という名前がつけられた。しかし、オレキシンは、摂食だけでなく、われわれを覚醒させ、意欲を刺激するホルモンであることが分かってきた。

ストレスを感じ覚醒する。乗り越えて満足感を覚える。また新たな挑戦や困難に立ち向かう意欲がわく。これを重ねていくことで、われわれは力強くなり、鍛えられていくのだ。

「ワクワク感」はモチベーションのエンジン

乗り越える満足感を知れば、困難を前にすると、ワクワクするようになる。無意識に、「**きっとあの快感を味わえるはず**」と期待するのだ。このワクワク感は、モチベーションの原動力になる。

未踏の地に挑む冒険家の例を出すまでもなく、身近にも、ストレスフルな事態に積極的に向かっていく人を見かけると思う。こういう人たちは、「やっかいごと」「難しそうな課題」を前にして、ワクワクしているのだ。

ワクワク感は、ノルアドレナリンなどの神経伝達物質の分泌によって引き起こされる。ノルアドレナリンやそれから作られるアドレナリンは、これまでにお話ししてきたように、心拍数を上昇させ、身体を緊張状態に導くストレスホルモンの一つだ。

ストレスフルな状況に強い人たちは、**何度もストレスフルな状況を乗り越えた快感を重ねることで、ストレス反応＝ワクワク感と変換し、ハードな課題にも果敢に向かっていくマインドセットを習得している**といえよう。

渋々、嫌々やるよりも、ワクワクしながら向き合うことで、学習能力は高まり、新たなスキルや知識を習得しやすくなる。また次のストレスが来た時には、もっと上達している可能性が高い。

セルフ・エフィカシー（self-efficacy）という言葉が知られている。日本語で、**「自己効力感」**である。これは、カナダの心理学者アルバート・バンデューラ氏が唱えた、**ある行動をうまく行うことができるという「自信」や「確信」**を指す。一度行ったある行動がうまくいくと、われわれは、同じ行動を繰り返し、誰から命令されることもなく自ら行う可能性が高くなる。また、その行動をするための努力を惜しまなくなり、失敗や困難を伴っても諦めにくくなって、目標を達成するまで努力するようになる。そして、その結果、**成功の可能性が高まる**という現象だ。まさに、ストレスは、セルフ・エフィカシーを高めてくれるといえる。

ストレスを感じたら、反射的に「ワクワク感」に変換する

あなたは「目の前に難題が山積みになって、ワクワクしろ、なんて言われてもとても無理だ」と思うかもしれない。

しかし、先に述べたように、ストレスを受けた時の身体の反応は、どれもとても似ている。

「困った！」「ヤバイ！」「大変だ！」「ピンチだ！」
「ゾオーッ」「ヒエー」「ギョッ」
「イライラ」「カッカ」「ひどい！　あんまりだ！」

信じられないかもしれないが、こうした気持ちと、「ワクワク」「ウキウキ」、少し古いが「ルンルン」と、**体内、脳内の状況は非常に似ている。**子どものころに遠足の前の晩に眠れなかっ

たことがあると思うが、あの興奮と、翌日の重要なプレゼンを前に、緊張して目がさえて眠れないのも、**脳の中ではノルアドレナリンが活躍し、ほとんど同じ状態になっている。**

簡単なことだが、「ヤバイ！」を、「**楽しみだ！**」と言い換えてみるだけで、脳をだますことができる。厳しい状況に立たされたら、ちょっとニンマリとして、「**おもしろくなってきたぞ！**」と言ってみると、受け止め方が変わる。言葉による自己暗示は古典的な手法だが、案外正しい面もある。ぜひ試してほしい。

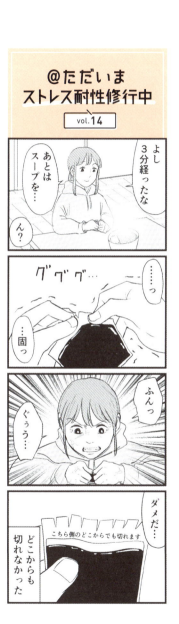

なにもやる気が出ない時には、体を動かす

ある大学の就活指導をする先生が、こんな話をしていた。

「うちの大学はおとなしい学生が多くて、就活では、他の大学の元気のよい学生に負けてしまう。まじめなのはいいが、自己アピールが弱いと、上の世代からは、覇気がない、熱意がないとみられがちです。そこで、一計を講じました。面接の前にダッシュで階段を駆け上がるなどして、心拍数と体温を上げて、その勢いで自己紹介をするように、と指導したんです。そうしたら、うまくいきました！　という学生が増えました」

これを聞いて、なるほどと思った。ストレスがかかり、モチベーションが上がると、血液を体内に供給するために心拍数が上がり、酸素を必要とするために呼吸も早くなる。体を動かす

ことで、人為的に自分をよく似た状況にするというわけだ。血液が巡ると顔色もよくなり、瞳は輝く。声のトーンも上がる。面接官にやる気や活気を感じさせるかもしれない。印象は重要だ。

「あがる」(緊張する)ことを恐れるあまり、面接の前に、深呼吸して心を落ち着けて……というのが推奨されすぎていると思う。「落ち着け」といわれると落ち着けないのが人間だ。むしろ、短時間、強く走るなどして、いったん体温や心拍を引き上げてから、深呼吸してクールダウンすると、ブランコの逆方向の力がはたらいて落ち着き、リラックスできるはずだ。

やらなければいけないことがあるのにやる気が出なかったり、そもそも何もやる気が出ない、という状況にもこれは応用できる。

モチベーションが上がらない時には、とりあえず体を動かしてみるといい。心拍を上げ、呼吸を早め、汗をかいてみると、体が活性化している時と同じ状況になって脳は自身をモチベーションが高い状態と認識する。これによって実際にモチベーションが上がりやすい。

「ストレス耐性」は生まれつきのものではない

このごろ、**「ストレス耐性」**という言葉をよく聞く。ストレスにうまく対処し、乗り越える能力のことだ。ストレスを感じても動じず、冷静さを保ち、適切な行動をとることができる人のことを「ストレス耐性が強い人」といったりする。

五輪選手など、とてつもない緊張に耐え、競技をしている人を見ると、人間には生まれつきストレスに強いタイプの人というのがいるのではないかと思いがちだ。

しかし、生まれつき強靭な人はいない。私たちからみて強そうな人は、必ず、それだけのストレスを経験し、乗り越え、さらに以前よりも成長し強くなるというプロセスを経ている。

ストレスに鍛えられる様子は、筋肉の「超回復」と似ている

筋肉を酷使した後で筋肉痛が起こり、それが治ると筋肉が前より強靭になる**「超回復」**という現象がある。筋肉や体が激しい運動や強い負荷によって疲労やダメージを受けた後、休息期間を通じて**元の状態以上に回復**する現象だ。

激しい運動をすると肝臓でグリコーゲンとして貯蔵されていたブドウ糖が分解されて使用される。休息中に再び、グリコーゲンの貯蔵は回復するが、激しい運動、そしてその回復を経験することで、**運動前のグリコーゲンの量より増える**ことが知られている。

ダメージを受けて休息した後の体が運動をする前より強くなるというのが興味深い。超回復を得るためには、運動後の休息と栄養補給が欠かせない。また、休みっぱなしではなく、適切

なタイミングで再びトレーニングを行うことが重要だ。早すぎると回復が不十分で、遅すぎると超回復の効果が薄れる。**負荷のかかる運動と、適切な休息と栄養管理、再トレーニングを繰り返すことで、より健康的で強い体を作ることができる。**

私も最近は、週に一度ジムに通い、筋トレを行っているが、毎回負荷するウェートの重さが増やされていく。その都度、トレーナーさんから、「前回のトレーニングで、翌朝、筋肉痛がきましたか」と尋ねられる。「ハイ、きつかったです」と答えると、「それはいい感じです！」と言われる。筋肉痛は、筋肉にチョイきつめの負荷がかかっていることを示していて、その後、同じ負荷を続けると痛みはなくなり、さらに重いウェートに挑戦していける。

われわれの身体には、あるところに強い負荷がかかったり、痛めてしまったりすると、次回同じことがあった時に、それに耐えられるように、**自分のスペックを強化しようとする働きが備わっている**のだ。

「ストレス耐性」というものは、おそらく、そうしたことによって作られるものだ。ストレスによってそれに痛みやつらさを感じると、また次回、同じようなストレスがあった時に、前回ほどつらさを感じなくなる。その**繰り返しで鍛えられていく**のだ。

少々説教くさいが、「若い時の苦労は買ってでもせよ」「可愛い子には旅をさせよ」ということわざがある。昔の人は、困難によって人間が成長することを体験的に知っていたのかもしれない。そういう意味で、**ストレス耐性は「記憶」である**ともいえる。自分が経験したことは、脳だけではなく全身が記憶している。筋肉の「超回復」の現象も、筋肉の遺伝子に、運動をした経験がしっかりと刻まれるから起こるのだ。**一度乗り越えたことは、また乗り越えようとする。**私はそこに、命の尊さ、身体へのいとおしさを感じる。

「ストレス耐性」は筋トレのように鍛えることができる

年齢とともに人生経験を積み、若いころには慌てていたようなことでも動じなくなるということは覚えがあるだろう。**いわゆる「老成する」ということはストレス耐性そのものだ。**

ストレス耐性は記憶であると言ったが、経験によって強くなっていく。同じ仕事でも、経験年数が長い人はストレスに強いだろう。ストレス耐性は筋トレのように鍛えられ、強化されていく。

こんなイメージで、セルフ・エフィカシーを生かしたトレーニングをしてみるといい。

①【強めの負荷をかける】少し無理をして(背伸びして)何かを始める。簡単にできることで

はなく、「少しだけ頑張ればできること」をやってみる。

②**【成功体験を感じる】**チャレンジしたことをクリアし、成功体験を味わう。次回は、同じことは前より無理をしなくてもできるようになる。

③**【次の目標ができる】**またちょっとだけ背伸びをして何かをしたくなる。①に戻る。

このような循環で、鍛えられていくので、何でもよいので小さなことでも、少しだけ頑張ればできることを目標にして、やってみてほしい。

三日坊主に終わっても、自分を責めることはない。三日坊主で終わることの方が圧倒的に多い。挑戦したということが素晴らしい。**「三日やった」事実、記憶が成功のいかんにかかわらず重要**なのだ。自分をほめて、気持ちを切り替えて、また新しいことを始めればいい。

耐えられなかったら、逃げてもいい

ストレスによって、イライラしたり、怒りっぽくなったり、ちょっとしたことで驚いたり、急に涙が出たり……ということもよくある。ストレスに対処しようと、全身が敏感になっていることが、気持ちにも表れやすいためだ。そんな時、とても前向きな気持ちにはなれないかもしれない。「それでもがんばらなきゃいけませんか？」と聞かれるが、逃げることも、けっして悪いことではない。

ストレスは本来、あなたの味方なのだ。なにか意味があることをあなたに教えようとしてくれている。結果的にあなたがどういう選択をするかも、あなたにゆだねられているのだ。

いわゆるブラック企業に勤めていて、**長時間労働でうつ状態になった人が、ひとたび転職活**

動を始めたら、ものすごく活動的になったという話も聞いたことがある。

もしかしたらその人は、次に入った会社が残念ながらまたブラック企業であっても、もっとうまく立ち回れるようになるかもしれない。**人は必ず乗り越えていくことができる。それこそが、ストレス耐性だ。**

なにかを経験する前と後では確実に心や体が変わっている。先にホメオスタシスの話をしたが、**実際には、同じところに戻っているわけではなく、必ず成長し、強くなる方法で、螺旋《らせん》的に上にあがっていっている**のだ。

@ただいま ストレス耐性修行中

vol.15

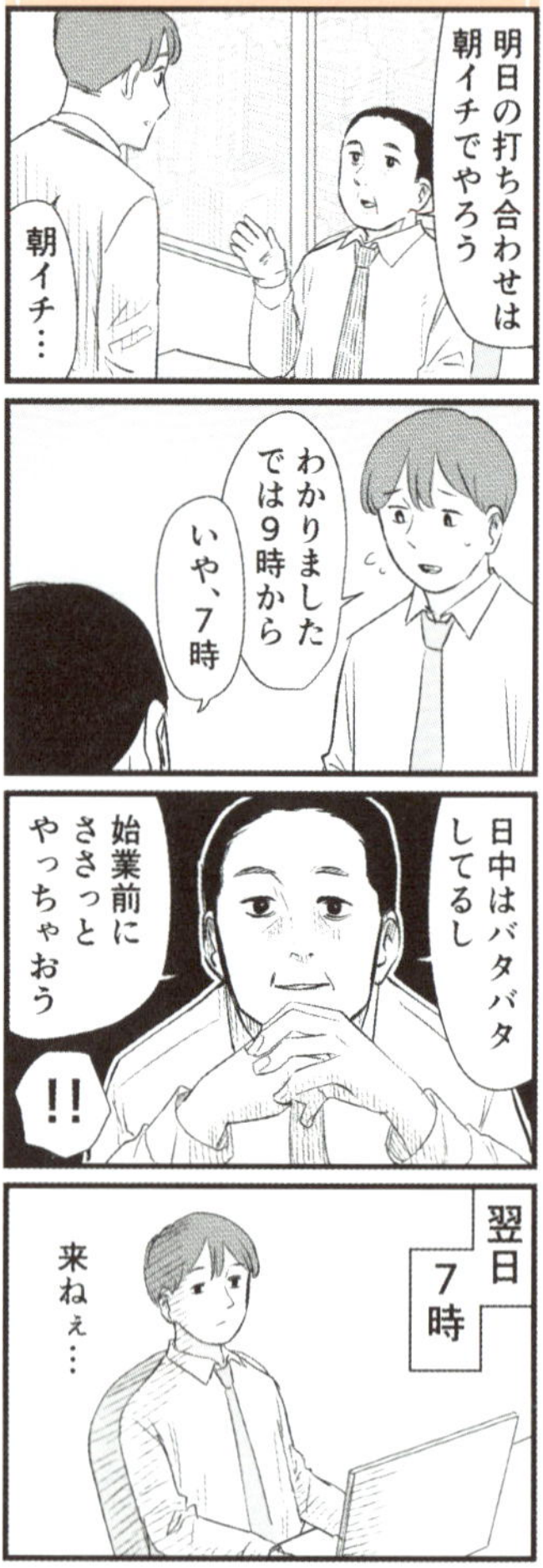
明日の打ち合わせは朝イチでやろう
朝イチ…
わかりましたでは9時から
いや、7時
日中はバタバタしてるし
始業前にささっとやっちゃおう
!!
翌日7時
来ねぇ…

本章のまとめ

- ストレスとモチベーションは、コインの表と裏、表裏一体の関係である。
- 「ワクワク感」を感じるとモチベーションが高まる。
- やる気を出すには体を動かしてみるといい。
- ストレス耐性を鍛えるには、負荷をかけて乗り越えていく経験を重ねるとよい。
- ストレスによって、困難な状況に立ち向かい、克服するための努力を重ねることで、新たなスキルや知識を習得し、成長することができる。

ストレスを使いこなす！

6つの金のメソッド

SIX GOLDEN METHODS

ここからは、ストレスを上手に使い、モチベーションを高め、やる気を出し、成長の糧に変えるための具体的な方法を紹介しよう。

これまで繰り返し述べてきたように、ストレスとは、単なる刺激にすぎず、受けたストレスによって、さまざまな反応が体や心に引き起こされる。この反応を上手にコントロールできることを、「ストレス耐性が高い」ということもある。

やる気を出すためには、ストレスによる刺激への反応をうまく活用し、時には自らストレスを自身に与え、全身にエネルギーを行き渡らせるようにするとよい。常にエネルギーに満ちあふれていると感じる状態が理想だ。

新しいことにチャレンジすることはストレスに満ちている。どんなストレスに出あえるだろうか？　とワクワクする気持ちを持つことがやる気を生むのだ。ストレスを意識し、活用することで、より強く、たくましく、そして充実した人生を送ることができるようになる。

それには、これから述べる６つのメソッドを意識してみるとよいだろう。

メソッド1 体調をモニターしてストレスに気づき、受け入れる

メソッド2 「ストレスはチャンス」とマインドセットし、反応を変えていく

メソッド3 楽な状態の「2割増し」の行動量を心がける

メソッド4 やる気ホルモンを高め、「ポジティブ・フィードバック・ループ」を作る

メソッド5 「興奮している状態」と「深いリラックス」の波のリズムを習慣にする

メソッド6 うまく遺伝子を働かせ、常に若々しい心身の状態を保つ

順に説明していこう。

METHOD 1

体調をモニターしてストレスに気づき、受け入れる

ストレスを上手に活用してモチベーションに変える第一歩は、**まずストレスを自覚することから**だ。つまり、「自分がストレスを感じていること」に気づくことである。

ストレスを受けると、心拍数が増加する、呼吸が速くなる、筋肉が緊張する、体温が上がるなど、身体的なサインとして表れる。ストレスの種類や状況によって、イライラしたり、不安になったりといった精神的なサインも表れるだろう。

この時点で、考えすぎないことが肝要だ。脳の暴走「ぐるぐる思考」を止める。自身の身体の変化を感じてみる。**刺激を受けると、こういう状態になるのだ**と自覚しよう。この時点では無理にやる気を出そうとしなくてよい。ただ、自分を見つめ、観察しよう。日ごろからスマートウォッチなどを使って、自分の平常の心拍数を知っておいて、平常時と比べてみるのもいい。その状態を、まずは感じて観察してみる。アプリに記録し、継続的にみていくと、自身の傾向もよくわかるだろう。

ストレスとリラックスは振り子のようにセットで表れる。ストレスがあるから、リラックスもできる。ストレスを受けて体が活性化している状態と、ストレスを乗り越えてリラックスしている状態が、交互に繰り返し起こる様子が知覚できるようになるだろう。ストレスはあくまでその瞬間の刺激であり、その状態にすぎない。ネガティブな思い込みは厳禁だ。一歩引いたところから客観視して、自分はこういう状態の時に、こういう刺激を受ける、と知ると、**メタ認知能力も上がり、「ストレス上手」への一歩となる。**

METHOD 2

「ストレスはチャンス」とマインドセットし、反応を変えていく

ストレスを自覚できるようになったら、これまでしていたストレスへの反応を変えてみよう。「嫌だな」「ゆううつだな」と思うことが多かったとしたら、それを**ポジティブな考えに変換**するのだ。

最初はなかなか難しいと思うが、これまでお話ししてきたように、ストレスが引き起

こす体内の反応は、**あなたにとって望ましくないことが起こっている時と、何か楽しみなことの前とで、非常によく似ている**ものだ。

好ましくない時にも、あえて、まるでワクワクしている時のような反応をしてみよう。言葉を変えてみるのも手っ取り早い。

「さあ、おもしろくなってきたぞ」「さあ、チャンスだぞ」「どんな結果になるか、楽しみだな！」といった掛け声を声に出して言ってみよう。

「自分はハードルが高いほうが、ファイトが出るタイプだ」といった自己暗示もいいだろう。ストレスフルだからこそ自分は充実している、ストレスフルだからエキサイティングだとマインドセットを変えてみよう。

ストレスを「成長の機会」と捉えられればしめたものだ。困難な状況に直面した時、私たちはそれを乗り越えるために自分自身の体のパフォーマンスを最大限に高めるとともに、過去の経験や持っているスキルなど、自分の能力を総動員して全力で困難に立ち向かおうとする。**この努力こそが、あなたを次のステージに押し上げる。**

心身は鍛えられ、新しいスキルや知識も習得できる。ストレスは、私たちがより強くなるためのまたとない機会を与えてくれる。ストレスを新しい世界への招待状だと捉えてはいかがだろうか。

METHOD 3 楽な状態の「2割増し」の行動量を心がける

ストレスを感じた時、私たちは、反射的にそれを避けようとする傾向があるが、むしろ積極的に受け入れ、そのエネルギーを成長へと転換させていきたい。

それには、ストレスによって、私たちの体に起きる心拍数の上昇や呼吸の速まりなど生理的な変化を感じた時、この反応を抑え込もうとするのではなく、あえて**その反応をさらに高める**ことで、体内に変化をもたらすようにしてみるといい。

心臓がドキドキしたら、あえて少し体を動かしてみて、さらに心拍数を上げてみる。体温を上昇させ、身体的にストレスを加えるのだ。

ストレスを「迎えに行く」姿勢が、私たちの心身を強靭にする。

わざわざスポーツジムに行って、トレーニングウエアに着替えてする運動でなくても、日ごろ行っている動作を少しオーバーアクションにするだけでも十分効果がある。

私は、**「2割増し」**をすすめている。たとえば、ふだん歩いている速度を2割ほど速めて（自身の意識でよい）、早歩きしてみる。話す時に少し声を大きく、声が張るようにして話してみる。食事の際に、しっかりかみしめて咀嚼する。そういった**日常動作を、意識して2割程度負荷をかけて行うことで、ストレスへの基礎体力も自然についてくる。**

最近の研究によって、骨格筋が運動や活動によって収縮する時に分泌される**「マイオカイン」**と呼ばれるホルモンのような物質が、脳の発達、脂肪の燃焼、さらには抗がん作用など、さまざまな健康効果をもたらすことが明らかになってきた。体を動かし筋肉を使うことは、私たちの健康全般によい影響を与える。

ルーティンワークが続いているな、と感じたら、**全体の2割程度、新しいことに挑戦する**ようにしてはいかがだろう。平日に慣れた仕事をこなしている人なら、休日はそれまで行ったことのない場所を旅するなどもよい。

何かに挑戦することは、私たちを成長させ、人生をよりエキサイティングなものにしてくれる。ストレスは、私たちが自分の可能性に挑戦し、新しい世界へ飛び出す機会を与えてくれる。何かに挑戦する時には、常に**「ちょっと無理め」の目標を設定し、あえて自分を追い込むようにすること**をおすすめする。

METHOD 4

やる気ホルモンを高め、「ポジティブ・フィードバック・ループ」を作る

ストレスを乗り越えた際の喜びは、他のどんな喜びとも異なる、特別なものである。困難を乗り越えた達成感は、私たちに自信と誇りを与え、挑戦に対する意欲を高める。

このプロセスには、脳内の神経伝達物質が深くかかわっている。**特にオレキシンは、私たちを突き動かす「やる気」の源泉となり、「目標達成」や「課題克服」の際に活性化される。**オレキシンを抑制する薬剤が睡眠剤として広く使用されていることからわかるように、オレキシンは、眠気を吹き飛ばしてくれる。たとえば、スポーツや仕事などで成果を出した時、脳内でオレキシンが分泌され、報酬感や満足感が得られる。

これに加え、脳内で生成される神経伝達物質**エンドルフィン**も作用する。エンドルフィンは、脳を活性化するノルアドレナリンとともに同じ遺伝子から作られ、運動やつらい経験などを乗り越えた後に分泌され、私たちに、**幸福感や快感、達成感**をもたらす。モルヒネのような作用を持つことから「自然の鎮痛剤」と呼ばれるが、痛みを抑制するだけでなく、苛酷な状況による心身のダメージを修復する働きもある。

これらが、私たちのモチベーションを大きく左右する。達成感や満足感を得ることは、いわば脳への直接の報酬であり、次の目標に向かって進むためのエネルギーとなる。

ストレスを感じると、また、副腎皮質からコルチゾールが分泌される。先に述べたように、コルチゾールは、血糖値を上昇させ、エネルギーを供給することで、身体をストレスに対応させる。しかし、コルチゾールの過剰分泌が続くと、脳の神経細胞を疲労損傷させ、うつ病などの精神疾患を引き起こす可能性がある。

オレキシンやエンドルフィンには、コルチゾールの分泌を抑制し、ストレスに対する抵抗力を高める働きもある。

さらに、**自己肯定感**も、ストレス克服において重要な役割を果たす。自分ができること、自分の価値を認め、肯定することで、困難な状況でも前向きに立ち向かうことができる。自己肯定感は、いわば心のバリアとなり、ストレスから私たちを守ってくれる。するとやる気ホルモンの分泌が高まり、積極的行動が生まれて、成功につながり、その結果さらに自己肯定感が強まるという好循環を生む。こうした**自己肯定の「ポジティブ・フィードバック」のループを作り出すことが大切だ。**

たとえば、

・**目標を明確にする**：達成したいことを具体的にイメージし、小さな目標に分割する。
・**計画を立てる**：目標達成のための具体的な行動計画を立てる。
・**小さな成功を積み重ねる**：達成できたことをチェックし、自分をほめる。
・**自分の長所を認める**：過去の経験を振り返り、自分の強みを再認識する。

といったことがおすすめだ。

自分をほめることは、慣れないとなかなか難しいかもしれない。目標達成するとほめてくれるタスク管理アプリやSNSの活用、互いにほめ合えるようなポジティブな仲間と交流するのもよい。アップテンポな曲、リズム感のある曲を聴いて自分を盛り上げるのもよいだろう。

私たちは、一度何らかの快感を覚えると、再びその快感を得たいと思う。脳に報酬を与えることによって、さらなる挑戦へと駆り立てる動機となる。ストレスを克服する、そしてその達成感を味わい、自身をほめることを習慣にし、少しずつポジティブな状態を高め、長続きするようにしてみよう。**ストレスを克服することで得られる自信と成長は、私たちをより強く、そして成功へと導く力となる。**

METHOD 5

「興奮している状態」と「深いリラックス」の波のリズムを習慣にする

たとえば、氷点下まで冷え込んだ真冬の屋外をしばらく歩いて、温かい部屋に入ったら、じわじわと体が温まり、安心感と幸福感に包まれるだろう。

この時、体内で何が起こっているかというと、「寒さ」というストレスを受けている時には、大切な内臓を守るために体は、内臓を冷やさないようにしてその働きを維持すべく、内臓への血流を優先的に増やそうとしている。そのため血管は収縮し、内臓以外への血流は少なくなる。全身は縮こまり、固くなっている。肩や背中に力が入っているのを感じるだろう。

部屋に入り、体が温まるに従って、収縮していた血管が開き、全身への血流が増え、全身に温かさが伝わっていく。この時に、**体はやわらかく広がり、リフックスする。これが、安心感や幸福感として感じられる**のだ。

ストレスを感じると、体は戦闘モードになり、活性化する。克服すると、平和な状態になる。よく、「リラックスしましょう」「マインドフルネスになりましょう」というが、**リラックスしたり、マインドフルネスを感じたりするためには、強いストレスが必要なのだ。**振り子は強く揺れるほど、逆の振れも大きくなる。私たちの感覚を活性化させるためには、常に「違い」「ギャップ」を意識したい。**ストレスを克服したら、その後に訪れる「弛緩」をしっかり味わってほしい。**

METHOD 6

うまく遺伝子を働かせ、常に若々しい心身の状態を保つ

私たちの身体は、さまざまな設計図である遺伝子によって作られ、維持されている。

しかし、遺伝子の運命は、必ずしも決められたものではない。遺伝子は、私たち自身の行動によってその働きを変えることができる。どの遺伝子を使い、どの遺伝子を使わないかを選択する「エピゲノム」という仕組みを持っている。

環境や生活習慣の影響を受け、遺伝子の特定の領域を活性化させたり、抑制させたりすることができる。

ストレスを感じた時に、それを乗り越えようと「やる気」を持って、新しいことに取り組んだり、健康的な生活を送ったりすることで、遺伝子のよい部分が活性化され、老化や病気を予防できる可能性がある。ストレスを乗り越えるたびに、遺伝子に「よい記憶」が刻まれ、それがさらに私たちの健康によい影響を与えていく。

つまり、遺伝子は、私たち自身の行動によってその運命を変えることができるのだ。

新しいことに挑戦し、学び続けることで、私たちは遺伝子の可能性を最大限に引き出し、より豊かな人生を送ることができる。

Column

私のストレス・コーピング

ストレスは私たちを元気にしてくれる、といわれても、やはりつらいと感じることもある。自分の思考を変えるのはなかなか大変だ。

思考をコントロールするために、シンプルで力強い方法は「書くこと」だ。私は日記を書いているが、事実を文章にして記録するというよりも、ほとんど自分の気持ちの整理のために手を動かしている。

とても簡単で、不快なことがあった時、「いやだ」ということを文字にして紙に書く。つらいことがあったら「つらい」と書く。

ふだんはボールペンで書くが、6Bの濃い鉛筆、続いて色鉛筆……と、つらさの度合いで筆記具を変えている。一番キツい時は、筆ペンで大きく書く。筆ペンを使いたくなった時は、いまかなりしんどいな、と自覚している。

このように、正直に書くことによって、感情が自分と切り離され、「いやだ」「つらい」という気持ちが紙のほうに移ってしまうような気がする。不思議と、つらさも薄まっていく。物理的に手を動かして自分の中のものを外に出す、自分と離すという行動によって、自分の頭は案外簡単にリセットされることがある。

逆に、楽しい時は「楽」などと赤鉛筆で書くことに決めている。楽しいことがあったという記録は残すけれど、楽しい気持ちは自分の中にとどめておきたいので、日記帳を開いた時にパッと目に入ることで、赤の色を目に焼きつけるようにしている。

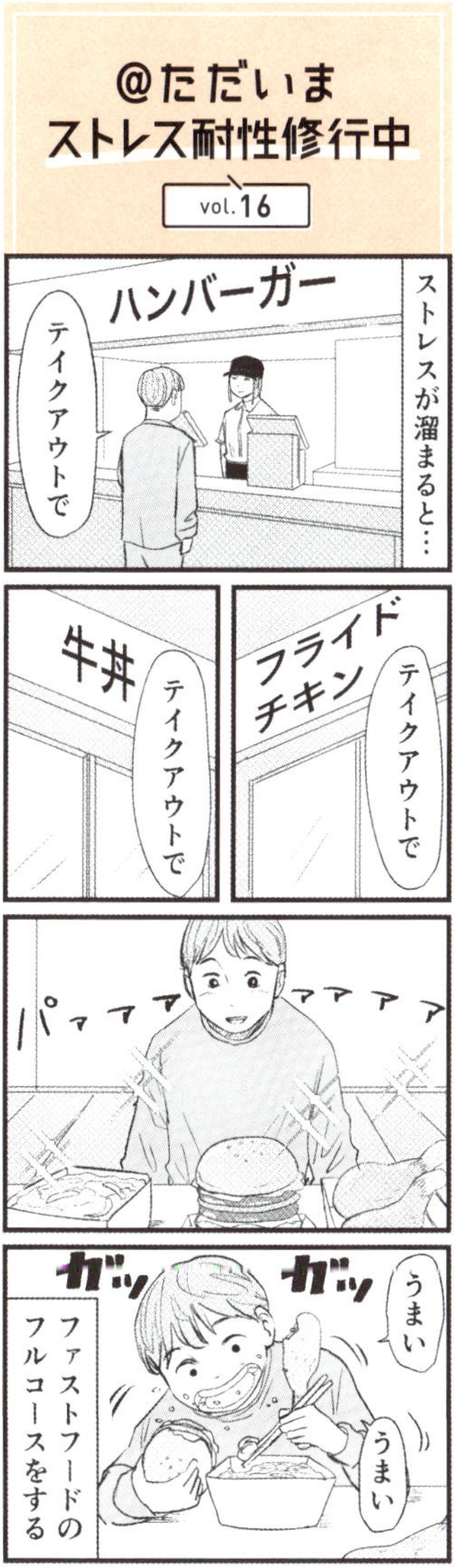
@ただいま
ストレス耐性修行中
vol.16
ストレスが溜まると…
ハンバーガー
テイクアウトで
フライドチキン
テイクアウトで
牛丼
テイクアウトで
パァァァァァァァァ
ガッ ガッ
うまい
うまい
ファストフードのフルコースをする

終章

健康寿命を延ばすカギを握るストレス

――「元気に生きる」ための極意

健康な長寿者は「ストレスフル」な生活を送っている

ストレスは寿命を縮める――という信仰は、それでもまだまだ強いと思うので、最後に、長寿とのかかわりについて語っておきたい。

日本には、現在、100歳以上の長寿の方が約9万5千人もいる。100歳以上の方（センテナリアン）の人数は半世紀以上連続で増加している(※3)。さらに、110歳を超えて存命の「超・長寿者」（スーパーセンテナリアン）も140人程度いらっしゃる。100歳を超えて、寝たきりにもならず、お元気に過ごしていらっしゃる方も少なくない。

慶應義塾大学医学部には「百寿総合研究センター」があり、百寿者、さらに110歳を超える「超・長寿者」について研究している。私もかかわっていたが、栄養状態がよく、免疫力が高い人が長生きする傾向が高いことがわかってきた。

生活についてヒアリングしてみると、**健康な長寿者は、活発に立ち働いていたり、案外「ストレスフル」な生活を送っている**ことが多いのだ。

こうした人たちは、**遺伝子のパワーを最大限に使っている**と考えられる。「遺伝子が十二分に使われる」——自分の持てる力を最大限に生かす——ようにすることが、超・長寿者への道なのだ。

脳の萎縮が起きていても、アルツハイマー病の症状が出ない人

ケンタッキー大学のデヴィッド・スノウドン教授は、678人の修道女を対象に、加齢とアルツハイマー病の関係について調べた。（※4）その中の興味深い話を紹介したい。

シスター・メアリー・バッソンは、17歳で修道女となってすぐに小学校で教え始め、84歳まで教鞭を執っていた。以後、要介護住居棟に移ってからも、新聞や本を熱心に読み、自分より弱っているシスターたちの手助けをした。彼女は、101歳で亡くなる2年前の誕生日の直後に行った認知力検査において、すばらしい成績を収めていた。図形を見た通り写す課題では、12個のうち9個の図形をクリアし、単語認識テストでは10個の単語のうち8個まで思い出すことができた。

亡くなるまでアルツハイマー病の症状がなかった彼女の脳を没後に調べると、彼女の脳の重さは870グラムまでに減少し、記憶をつかさどる脳の海馬には、アルツハイマー病で見られる神経原線維変化が、平均の3倍まで増えていた。しかし、**不思議なことに、認識力に重要な脳の新皮質には変化がほとんどなく、また脳梗塞も見られなかった。**

働き者で、高齢になっても他の修道女を助け、知識欲や好奇心にあふれ、新聞や読書で情報を得ていた、そんな旺盛な活動がアルツハイマー病さえ遠ざけたのかもしれない。

この方が特異体質というわけではない。慶應義塾大学医学部「百寿総合研究センター」の新井康通センター長らがスーパーセンテナリアンの脳を調べたところ、やはり同様の現象がしばしばみられた。人はなにか心の張りのようなものを持って生きることが大切なのだろう。

「先生」と呼ばれる人が若々しい理由

私が理事を務める日本抗加齢医学会で2005年、センテナリアンの方々に対するインタビューを実施している。対象者には教師、学者、華道・茶道の先生など「先生」と呼ばれる人が多くいらっしゃったが、彼らは若々しく、年をとっても元気に活躍していることが多かった。

それは「先生」と呼ばれる人は、人前に出ると「シャンとしていないといけない」「だらしない格好をしてはいけない」「いい加減なことは言えない」などと**無意識に自分を律することがストレス（プレッシャー）になる**からではないかと思う。

これらは先生に限った話ではない。たとえば、皇室の人が長生きすることが多いのは、上げ膳据え膳だからではなく、常に人目にさらされ、緊張感のある環境で生活し、自分を律しないといけない状況だからではないだろうか。

こうした緊張感のようなものは、高齢になると、生命力に直接つながるのかもしれない。俳優の草笛光子さんは現在91歳で、ハイヒールをはいて美しい姿勢で歩いていらっしゃる。茶道裏千家の千玄室・前家元は101歳のいまも、茶道を世界に広める活動を続けておられる。

たとえしんどい思いをしても、社会とつながり続けること

ホリエモンこと堀江貴文さんがYouTubeで語っていたエピソードが大変興味深かった。（※5）

人生や幸福についての対談だったが、その中でご自身の母親について話されていた。

ある時、堀江さんは高齢の母親から、「九州の地元にマンションを買ってほしい。管理人でもしながら余生をゆっくり暮らしたい」と頼まれた。堀江さんは反対し、**のんびりするなんてとんでもない。何でもいいから、世の中とかかわりを持って何かやってほしい、**とお願いした。

堀江さんの言葉に触発された母親は、地元の学校の学童保育でボランティアを始めた。子どもたちとふれ合う中で非常にイキイキと楽しそうに過ごしているという。

堀江さんは「何かをすることが生きがいになる」「めんどうくさいと思っても、社会とつな

がりを持っていたほうがいい」などと語っておられたが、まさに同感だ。

高齢になっても、ボランティアや社会奉仕活動などを通じて、何かしら社会とつながり、悩んだりストレスを感じたりしながら、人の役に立つ感覚を持ち続けることが、心身の健康維持と、幸福感につながるのだ。

「推し活」が流行っているが、社会とのつながりを保つために私は推し活でもいいと思う。誰かを応援する、という感覚が人にとってはとても大切だ。**誰かを推すことは、自分を推すことにもなる**のだ。

ストレスがあることは実は幸福である

みなさんが、心身がイキイキして幸せな気持ちを感じる一つは、「ワクワクしている時」ではないだろうか。

何かの準備をするなど、これから起こることを楽しみに思ってワクワクしている時は、必ずしも、安逸に過ごしている時ではない。むしろ忙しく立ち働いている時だ。決して、ボーッとしている時ではない。

ストレスを感じると、血流がよくなり、落ち着くと血流を抑えるホルモンが出る。サウナは、非常に熱いところにしばらくいて、血管が開いた後、水風呂に入るとキュッと血管が締まる、この血管の拡張と収縮も、快感の一つになっている。ストレスによる緊張と弛緩はまさにそれで、身体のメリハリを私たちは、本能的に心地がよいと感じるように作られているのだ。生命の起源からお話ししたが、**私たちの体はリズムを快感と思い、変化を求めるようになっている**のである。

リズムを持った生活がブレない身体を作り、ミトコンドリアは元気になる。リズムの振れ幅の波を受けるたび、身体は強くなっていく。その波を作ってくれるのがストレスなのだ。私は、日本に四季があって、季節ごとの変化によるストレスを感じることが、日本人の長寿とも関係しているのではと考えている。最近の異常気象はそういった意味でもわれわれの健康を蝕んでいることを危惧している。

ワクワクすると、体も頭もよく動く。その時は、意欲や報酬にかかわるストレスホルモンが出ているので、ストレスが多い人の方がワクワク感を得るチャンスが多くなる。結果として、幸せになりやすい。高齢になって仕事をリタイアし、ひまになって、ストレスが少なくなったら危ない。あえてストレスを持つようにしなさい、と言いたい。

よくいう「やりたいことリスト」なんていうものよりも、健康のためには、「やりたくないことリスト」のほうがよほどよい。やりたくないこと、苦手なことというのはそう簡単にはできないからストレスになり、パワーが湧く。「会いたくない人リスト」を作って、アポを入れてその人に会いに行こう。ストレスでたちまち全身が活性化されるだろう。

天国は、案外つまらない場所かもしれない

少し前に「ブラッシュアップライフ」というドラマがあった。

安藤サクラさん主演で、何度も生まれ変わって人生をやり直す中で、主人公が人生観を変えていく……というユニークな設定のコメディドラマだ。

平凡な人生を送っていた主人公の近藤麻美（安藤サクラ）が、ある日突然死んでしまい、「あなたの次の人生はオオアリクイです」と告げられる。それは勘弁してほしいと粘り、生まれるところから人生をやり直すチャンスをもらう。こうして、何度も生まれ変わり、職業も変え、人生をやり直す中で、大切な人々との絆《きずな》や、自分自身について深く考えさせられる――というストーリーだ。

「ブラッシュアップライフ」のよいところは、人生をやり直す際、その都度、前世の教訓を生かして過去の失敗を避けて新しい挑戦をしようとするところだ。以前のことを知っていて、その教訓から新しいことに挑戦する。そして、だんだん磨きがかかって、「ブラッシュアップ」されていく。

ストレスを乗り越えることは、これに似ていると思う。さまざまな困難を経て、新しいことに挑戦する。また挑戦する――。失敗しても、またやり直せばいい。自分の人生はどんどん変わっていく。そんなマインドセットを持っているといいのではないかと思う。

そして、心に残ったのは、死んでしまった主人公が真っ白で何もない世界に行ってつぶやいた「こういう地獄なのかな」というセリフだ。ストレスのない世界は天国かもしれないが、そんな真っ白な世界なのかもしれない。

実際、**ストレスは感覚を鋭敏にし、世の中を色鮮やかに見せてくれる。**逆に、ストレスがまったくないと、モノクロに近くなるといえる。色のない世界なら、むしろ地獄めぐりをしている方がずっと楽しいかもしれない。

さあ、ストレスフルな人生を生きよう

『ＬＩＦＥ　ＳＨＩＦＴ——１００年時代の人生戦略』（※6）の著者リンダ・グラットン氏は、人生１００年時代、イキイキと暮らすために、これまでの３ステージ人生（教育、仕事、引退）から、マルチステージ人生に方向転換することが大切だと説いている。ただ人生を楽しく過ごすレクリエーションではなく、自分をもう一度作り出す、「リ・クリエーション」が重要だという。

ストレスは全身をブラッシュアップさせ、成長させ、生まれ変わらせてくれる。恐れず、セーフティーゾーンを飛び出し、何度失敗しても新しいことに挑戦し続けよう。

さあ、ストレスフルな人生を楽しもう。いつまでも、マルチステージで挑戦し続けるために。

※3　厚生労働省が2023年9月15日に発表
※4　『100歳の美しい脳――アルツハイマー病解明に手をさしのべた修道女たち』（デヴィッド・スノウドン著、藤井留美訳　DHC）
※5　ホリエモンチャンネル「お金より重要なのは○○と○○だ！ホリエモン的幸福論【山崎元×堀江貴文】」　https://www.youtube.com/watch?v=FTLax5KhANs
※6　『LIFE　SHIFT――100年時代の人生戦略』（リンダ・グラットン、アンドリュー・スコット著、池村千秋訳、東洋経済新報社）

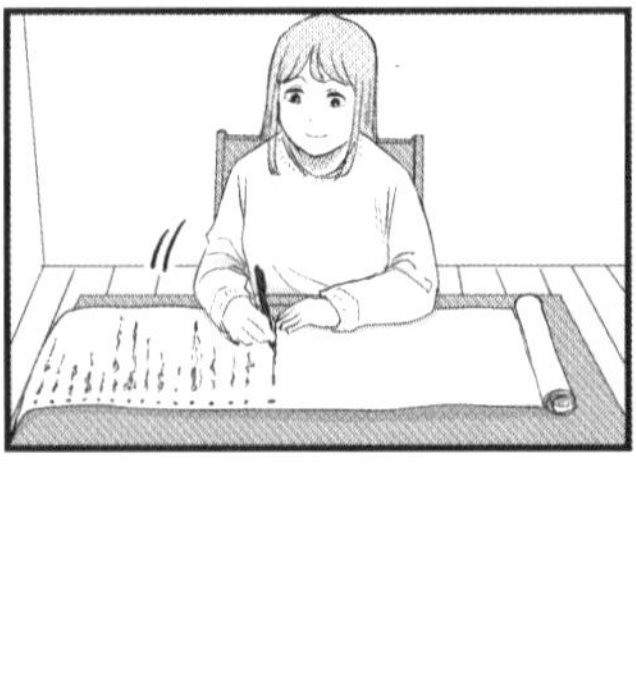

実践編

ストレスを一生の友とするためのドリル

ストレス耐性も筋肉のように、トレーニングでどんどん強くなる

「ストレス耐性」は、年齢や経験とともに強くなっていくものだ。生まれたばかりの乳児はちょっとした「刺激」にも耐えることができない。わずかの空腹でも耐えられず、ミルクを欲しがって泣くし、おしめが濡れると泣いて知らせる。3歳、4歳、小学生……と成長するに従い、「もう少しがまんすればおやつをもらえる」「むやみに泣かない方が親はほめてくれて、得することが起こる」といったことを学習することにより、泣き出す頻度は減り、我慢できる「幅」が増えてくる。これこそがストレス耐性だ。

大人になっていけば、より経験値が上がり、**「恐ろしかったが、実はたいしたことはなかった」「つらそうに見えるが、過去にも似たようなことがあった」「自分のスキルならできるだろう」**

といったことを繰り返し、ストレスとうまく付き合っていくことができるようになる。

第5章で述べたように、ストレスをコントロールし、デザインし、うまく使いこなすためには、筋トレをして体を鍛えるのと同様に、日々のトレーニングとその積み重ねが非常に重要だ。

実は、筆者は、「ストレス耐性」という言葉は「忍従」のようなイメージがあってあまり好きではない。ポジティブに「ストレス筋肉」、鍛えることを**「ストレス筋トレ」**と呼んでみたい。

実際、さぼると、すぐにストレス筋肉は落ちてしまう。日々仕事をしているとなんていうことはないことが、夏季休暇の後でつらく感じるのは覚えがあるだろう。

小さいものでも、ストレスを自分に与えてみて、その時の自分の心身の状況を感じてみて、どう対処するかを繰り返し練習することで、確実にストレス筋肉は強くなる。

近年、ゲームとストレスについての研究が相次いで発表されている。ゲーム中の脳波と心拍変動を調べると、ゲーム中には強いストレスを受けていることを示す生理学的な反応がある。しかし、**ゲームをすると、翌日の仕事のストレスに上手に対処できる**という。

ゲームというと、教育上よくないようなイメージがあるが、ゲームのおもしろさはどこにあるのかと考えてみると、ストレスとの関係がみえてくる。ゲームはわれわれプレーヤーに次々と「課題」や「壁」を繰り出してくる。これはいわば「ストレス」だ。これらをよけたり、倒したり、謎を解いたりすることで、ステージをクリアして進んで行く。

易しすぎるゲーム（ストレスの少ないゲーム）では、楽しくないし、クリアする満足感も少ない。そしてこの経験が、日常のストレスを減らすことにつながる。**リアルなものでもバーチャルなものでも、ストレスを感じることがストレス筋トレになるし、また楽しみにもなる**のだ。

ただ、ここでゲームの例を出したが、ゲームばかりでは飽きてしまうし、目を酷使するのは好ましくないし、じっとしているのは体にあまりよろしくない。

そこで、ぜひ**日常生活をストレス・トレーニングの場として**大いに活用してほしい。

お客様センターに問い合わせ電話をかけて待たされてイライラしたり、スマホを手にした若者にぶつかられそうになったり、近所の道路工事で不快な騒音に悩まされたり、私たちの**身の周りはストレスでいっぱい**だ。あらゆることがトレーニングになる。「ゲーム感覚」で、ぜひ、楽しみながらストレス筋肉を鍛えていっていただきたい。

ストレスを乗り越えた成功体験というのは、確実にあなたの身体に影響を与え、記憶されて、

次のストレスはより楽に乗り越えられるようになる。ストレスフルなあなたなら、独自の応用編を作ってみるのもいいだろう。

次のページからの「ストレス筋トレ養成ドリル」も参考に、ストレスを楽しみながら耐性をつけていってほしい。

ストレスをウエルカム！　と感じ、**人生ってゲームのようだな**、と思ったその時、あなたにはもう怖いものはない。

ストレス度
★★

好きではないジャンルの音楽のライブに行く

音楽がリラックス効果が高いことは知られているが、それは好きな音楽だからこそ。苦手な音は不快であるし、ライブのような閉ざされた空間で、大音量で聴くのはストレスフルな状況だ。できるだけ日ごろ聴いているジャンルとかけ離れたジャンルを選ぼう。ロックが好きなら行儀よく聴かなければいけないクラシック。クラシックが好きなら逆にハードロックやレゲエ、韓流アイドルなどのライブに行って鍛えよう。

好きでないタイプの映画を映画館で最後まで見るというのもよい。ホラーが苦手ならホラー、アニメが好きでないならアニメ、恋愛ものが苦手ならラブコメ映画など。映画館も閉ざされた空間であり、自由に動き回ることもできず、映像に集中することを強いられる。興味のあまり持てないものを、じっとして一定の時間見続けることは良いストレス筋トレになるだろう。

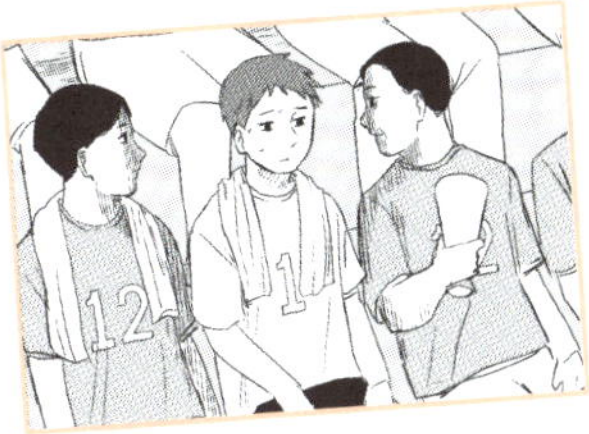

ストレス度
★★

応援している(推し)チームの試合を「アウェー側」で観戦する

野球でもサッカーでもアウェー側で観戦するのは非常につらいものだ。推しのチームが点を取られた時に、周囲が手を叩いて熱狂する。味方のチームの失敗を喜ぶ周囲の集団が、鬼のようにさえ見えるかもしれない。点を取り返して歓声を上げたい時にも、ブーイングをしている周囲の前で笑顔を浮かべることさえできない。試合の展開への反応がいちいちあべこべになるのだから、勝っても負けてもストレス満載だ。推しチームへの愛が強いほど、過酷な修業である。

ストレス度

★★★

お金の心配をする

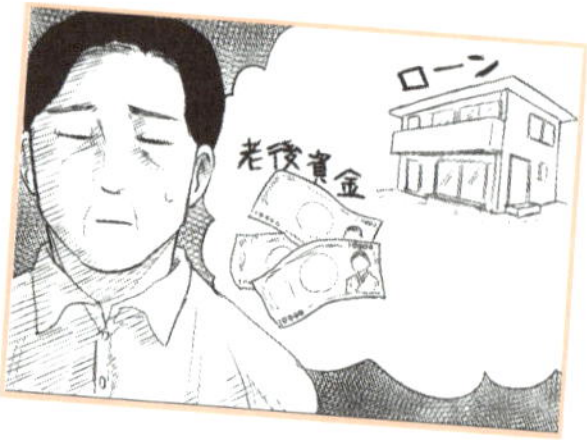

さまざまなストレスについてのアンケートでは、たいてい「お金の心配」がトップになる。お金のことを考えることは、よいストレス筋トレになる。税金や光熱費の請求書を見たり、預金通帳を眺めてみたりするのが効果的だ。

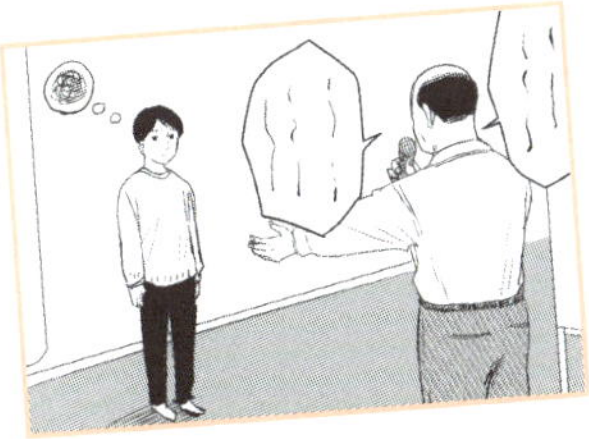

ストレス度
★★

自分とは意見が違う、主義主張が異なる政治家の演説会に行く

「どうも意見や考えが自分とは違う……」と思う人の話を長時間だまって聴くのは非常にストレスフルなもの。さらに演説会や講演会に集まっているのは支持者ばかりという状況だ。孤立無援の状況をかみしめ、モヤモヤを溜め込みながらしんぼうして聴いてみてほしい。よくよく聴いてみると、理解できる面もあるかもしれない。そうした冷静な目を持てるようになった時、あなたは確実に一つ、成長している。

ストレス度
★★★

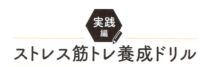

地域のお祭りやイベントで歌を歌う。抽選に当たればNHKのど自慢が最高

プロの役者や歌手であっても、人前に立ち、歌ったり演技をしたりするのは実はストレスフルだ。彼らも、地道な訓練と経験、そして慣れによってパフォーマンスが得意になったのだ。私たち一般人にとって、人前で何かをする、人前に立つことは非常に大きなストレス筋トレになる。もしあなたが人前に出るのが特に苦手だったり、歌が苦手だったりするなら、ストレス度は+★1。

もしあなたが、英語が苦手なら、外国人観光客に案内するボランティアをするのもトレーニング効果大だ。「英語を話すこと」と、「人とコミュニケーションすること」という2大ストレスをたっぷり味わおう。

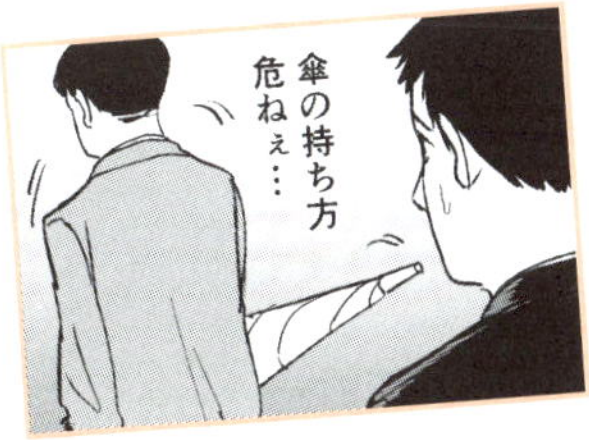

ストレス度

★★

混雑している
ターミナル駅を歩く

人間は無意識に自分の位置を確認している生き物だ。自分がどこにいるのか分からない、「道に迷う」という状況は古今東西、非常にストレスになる。そして人には、相手との距離感が心地よいと感じる「心理的距離」がある。これを打ち破って多くの人が不規則に近づいてくる雑踏は、よいストレス筋トレになる。都心に慣れていない方なら、新宿、渋谷駅近辺を歩くのがおすすめ。できるだけなじみがなく、迷いやすく、乗降客がごったがえしているような駅がよい。人ごみの中を、スマホを見ながら歩いている人とぶつからないように歩くだけでかなりのストレスを感じることができる。関東在住なら大阪、名古屋などへ遠征してみよう。大阪の難波あたりも難易度が高い。

ストレス度

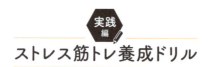

★★

カード会社や スマホの会社の カスタマーセンターに 電話をかけ、 人間のオペレーターが 出るのを待って 問い合わせをする

利用者へのストレス筋トレのためにやってくれているとさえ思えるありがたいサービス。「ただいま大変混みあっています。しばらくお待ちください」の後で、「次の中から、ご希望の番号をお選びください」

……なかなかオペレーターと話すことができない、この長い待ち時間こそ、忍耐力を鍛える最高のトレーニングだ。

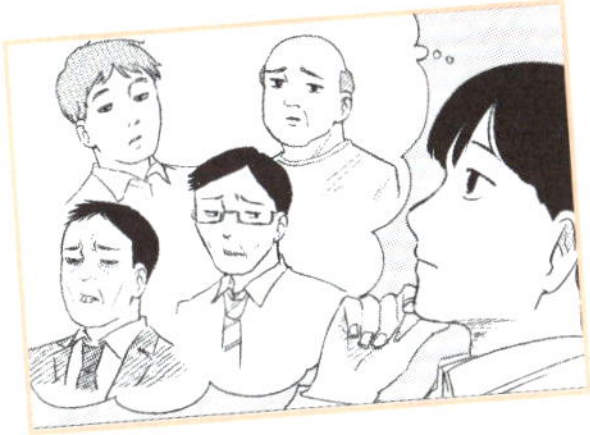

ストレス度
★★★★

町内会やマンションの自治会の役員に立候補する

私たちがストレスを感じることをアンケートすると、「お金」とトップを競うのが「人間関係」。本来あまり付き合わないタイプの人と折衝したり、住民からクレームを受けたりすることは大いにストレスを感じることができる。性格の合わない人とのコミュニケーションほどストレス筋トレになることはない。

もしもあなたが配偶者（夫や妻）と性格が合わないと感じていたら、最高。時々一緒に旅行に行って一日過ごしてみよう。さらに配偶者の友人（＝配偶者とタイプが似ていることが多い）を家に招いてホストをしてみよう。

ストレス度
★★★

怖い大将（客に対して厳しい）、またはしゃべりすぎる大将のいる飲食店のカウンターで、おひとり様で食事をする

世の中、客に「圧をかける」（＝ストレスを与えてくる）店というのは確実にある。あえてコース料理にして逃げられない状況で最後まで食事をするのもいい。また、ダジャレを連発するような大将のトークに無理やり笑うのもいい修業になる。ストレスフルなお店は「食べログ」などの情報サイトの口コミでリストアップできる。

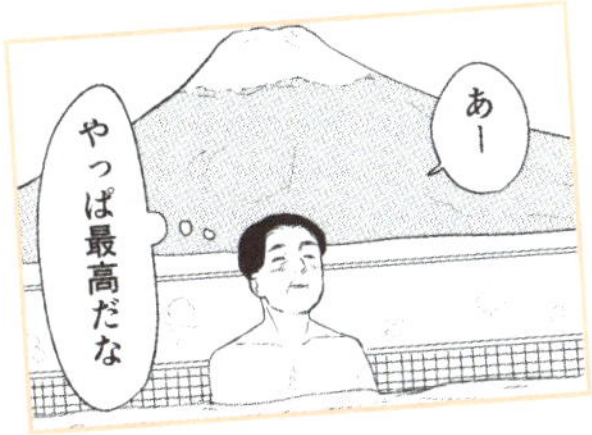

ストレス度
★★

スマホに触らずに一日を過ごす。スマホを持たずになじみの薄い場所を散策する

情報があふれる現代に生きる私たちは、情報が遮断されると、かえってストレスを感じる。ちょっとしたことでも、パッとスマホで検索するのが癖になっていないだろうか。固有名詞など度忘れしたことを、スマホ検索以外の方法(自力で思い出す、辞書を引いて調べる、人に聞く……など)によって答えにたどり着くのは、よいストレス筋トレになる。

見知らぬ場所をスマホなしで歩くと、紙の地図や案内図を見てもスマホの地図アプリのように現在地が表示されないため、あたかも「道に迷っている」ような感覚になるものだ。歩くこと自体の刺激とあいまって、身体が活性化されるだろう。やがて解放感もやってくる。ぜひお試しいただきたい。

※ここに記載された「ストレス筋肉養成ドリル」の提案は、臨床的にその効果が科学的に証明されたものではありません。それは不可能であり、あくまで筆者の個人的意見であることをご了承ください。

おわりに

No Stress, No Life ――ストレスのない人生なんて!

生命はどこから来てどこに行くのか。私たちは何のために生きるのか。それは永遠の問いである。多くの患者さんと接してきて感じるのは、生命はそれ自身「前向き」であるということだ。命が尽きようという今際《いまわ》の際《きわ》まで、私たちの身体は、よい方向に修復して、生きよう、生きようと懸命に働いている。

私たちの身体に生きる「指令」を出す刺激こそがストレスである。ストレスなしで生きることはできない、ありえない。ストレスを受け入れ、それを推進力に前に進むことこそ、生きることそのものである。

まさに、No Stress, No Life である。

筆者の母校、京都大学の大先輩に、故・今西錦司(1902―1992)という学者がいらっしゃる。日本の霊長類研究の創始者で、ダーウィンの適者生存とは異なる種の「棲み分け理論」を主張された方だ。生き延びる力の強いものだけが選ばれて生存し繁栄するという熾烈な生存競争を前提としたダーウィニズムに対して、私の家の近くの賀茂川に生息する、形が異なるカゲロウの観察から、まったく異なる理論を打ち立てられた。

偶然の遺伝子の変異により、すこしずつ形が変化したカゲロウは、お互いが競争するのではなく、その体に応じた川の居場所を求めてさまよい、そこに棲みつき、形の違うカゲロウたちが同時に生き延びることができた。生物は主体的に自分に合った環境を見つけて生存を勝ち取ったとしている。自分に与えられた体に合った居場所を探すというストレスを味方にして、積極的に行動することで、自分に合った生活を手にすることができたという理論は、本書の主張に通じる。

今西氏は同時に、希代の登山家でもあり、数々の高峰の初登頂も成し遂げている。「なぜ山に登るのですか?」と尋ねられた時、「山に登ると、その頂上からしか見えない景色が広がっている。そして、そこに次の山が見える。すると、その山に登りたくなるんだ」と答えられたそうだ。

登山の途中は、しんどいなあと思うばかりだが、登頂すると、また違う山の頂《いただき》が見える。するとまた山登りがしたくなる、それが登山を続けてしまう理由なのだ、と。

ストレスと、それに対する私たちの対応は、そういうものかもしれない。大きなストレスを経て成し遂げたことは、非常に大きな快感として受け止められ、それが強烈な成功体験として記憶され、また次の困難に立ち向かいたいという気持ちが起こる。ストレスを感じ、それを乗り越えたときに、まるで「ごほうび」のように、身体が私たちに快感や達成感、生きる喜びを味わわせてくれるのかもしれない。

ぜひ、ストレスフルな毎日を楽しみながら、いつまでも若々しく、あなたの人生を輝かせていっていただきたい。


本書は、ストレスに翻弄されて息苦しさを感じている読者のみなさまが、ストレスに対する別の見方を持つことで、より心豊かな人生を歩めるようにと願いを込めて書いた。ストレスに悩み、閉塞感に苦しまれている方、そして、そうした方々に救いの方策を見出そうと日々真摯に取り組んでおられる関係のみなさまのご苦労やご尽力を十分に理解しているつもりだし、深く敬意を持っている。その方々へのエールでもある。

刊行にあたっては、私が最初の一般書籍を書いたときにご一緒し、以来15年にわたりお付き合いいただいている編集者、友澤和子さんに多大なお世話になった。ストレスこそがイキイキワクワク、闊達《かったつ》に生きる精気を生むと思えたのは、これまでずっと彼女の生きようを見てきたからだ。今回、彼女はまさに、我が意を得たりと、出版ストレスを大いに励みとして、存分に御助力いただいた。ここに敬意をこめて深く感謝したい。

みなさまのストレスへの認識が変わり、ストレスを嬉々として受け入れてくださることを願って。

伊藤　裕

【著者】
伊藤 裕（いとう・ひろし）
慶應義塾大学名誉教授、同大学予防医療センター特任教授。医学博士。
専門は内分泌学、高血圧、糖尿病、坑加齢医学。

京都市生まれ。1983年京都大学医学部卒業、米国ハーバード大学、スタンフォード大学医学部にて博士研究員。京都大学医学部助教授を経て、慶應義塾大学医学部腎臓内分泌代謝内科教授。2023年より現職。世界で初めて、臓器同士がつながりあって疾患が広がる「メタボリックドミノ」を唱えた。高峰譲吉賞、日本高血圧学会栄誉賞など受賞多数。元日本内分泌学会代表理事、日本高血圧学会理事長。著書に、『なんでもホルモン』『幸福寿命』（朝日新書）、『「超・長寿」の秘密』『いい肥満、悪い肥満』（以上、祥伝社新書）、『からだに、ありがとう 1億人のための健康学講座(PHPサイエンス・ワールド新書)』『ほっこり』（クロスメディア・パブリッシング）などがある。NHKスペシャルなどメディア出演多数。

なぜストレスフルな人がいつまでも若いのか
ストレスを使いこなす！ 6つの金のメソッド

2025年3月5日　初版第1刷発行

著者	伊藤 裕
まんが・イラスト	青木ぽんろ
編集協力	田中京子
装丁デザイン	株式会社 弾デザイン事務所
校正	三橋京音、株式会社RUHIA
DTP	株式会社アドクレール
発行人	川畑 勝
編集人	中村絵理子
編集担当	友澤和子
発行所	株式会社Gakken 〒141-8416 東京都品川区西五反田2-11-8
印刷所	中央精版印刷株式会社

《この本に関する各種お問い合わせ先》
■ 本の内容については、下記サイトのお問い合わせフォームよりお願いします。
https://www.corp-gakken.co.jp/contact/
■ 在庫については　Tel 03-6431-1201（販売部）
■ 不良品（落丁、乱丁）については　Tel 0570-000577
学研業務センター　〒354-0045 埼玉県入間郡三芳町上富279-1
■ 上記以外のお問い合わせは　Tel 0570-056-710（学研グループ総合案内）

学研グループの書籍・雑誌についての新刊情報・詳細情報は、下記をご覧ください。
学研出版サイト　https://hon.gakken.jp/